Univ.-Prof. Dr. Rudolf Schoberberger
Dr. Christa Schoberberger
Mag. Dr. Ingrid Kiefer
Primarius Univ.-Doz. Dr. Karl Zwiauer
Univ.-Prof. Dr. Otto Fleiß
Univ.-Prof. Dr. Michael Kunze

»Schlank ohne Diät« für Kinder

KNEIPP VERLAG
Leoben · Stuttgart

ISBN 3-900696-80-2

Verlag des Österreichischen Kneippbundes Ges.m.b.H., Kunigundenweg 10, A-8700 Leoben.

Autoren: Univ.-Prof. Dr. Rudolf Schoberberger, Mag. Dr. Ingrid Kiefer, Univ.-Prof. Dr. Michael Kunze, alle Institut für Sozialmedizin der Universität Wien, Alser Straße 21, A-1080 Wien; Dr. Christa Schoberberger, Josefstätter Straße 99/18, A-1080 Wien; Prim. Univ.-Doz. Dr. Karl Zwiauer, Facharzt für Kinderheilkunde, Leiter der Abteilung für Kinder- und Jugendheilkunde am Krankenhaus St. Pölten, Probst-Führer-Straße 4, A-3100 St. Pölten; Univ.-Prof. Dr. Otto Fleiß, Wirbelsäulenzentrum Graz, Göstingerstraße 149, A-8051 Graz.

Grafik: Reinhard Habeck, Fenzlgasse 38, A-1150 Wien. Lektorat: Mag. Waltraud Ruth, Kneipp-Verlag Leoben. Layout, Lithos und technische Bearbeitung: Kneipp-Verlag Leoben.

Druck: Theiss GmbH, A-9400 Wolfsberg. 3. Auflage, Leoben Juni 2000

Inhalt

Teil 1

FÜR ELTERN

Dicke Kinder haben es »schwerer« als andere

Wenn man sich vorstellt, ein Kind hängt sich seine 10 Kilogramm schwere Schultasche um und lässt die nun tagaus, tagein auf dem Rücken – beim Spielen, beim Turnunterricht, beim Aufgabe machen, beim Fernsehen –, kann man sich ausmalen, wie »schwer« es so ein Kind haben würde, wie müde es nach kurzer Zeit sein müsste. Jeder wird zugeben, dass bei einer solchen Belastung die körperliche und geistige Leistungsfähigkeit leiden muss und dieses Kind vielfach gar keine Chance haben kann, mit den anderen – denen ohne Schultasche – mitzuhalten. Gar nicht so selten haben aber Kinder oder Jugendliche 10 Kilogramm oder mehr Übergewicht. Sie laufen also den ganzen Tag mit einer »vollgefüllten Schultasche« herum.

Das »Schwer«-Tragen-Müssen spielt dabei für diese Kinder meist eine untergeordnete Rolle. Viel mehr zählt wahrscheinlich das »Nicht-Mithalten-Können« mit den gleichaltrigen Freunden. Das Übergewicht macht vielleicht etwas ungeschickt, man ist nicht so gut im Sport und fühlt sich auch nicht besonders attraktiv. Diese seelischen Probleme wiegen oft viel »schwerer« als die körperlichen.

Noch dazu haben diese Kinder oft ein falsches Ernährungsverhalten gelernt, sich ungünstige Essensgewohnheiten angeeignet und ihre Bewegungsaktivitäten eingeschränkt. Statt ihren »Frust« bei Sport und Spiel auszulassen, versuchen sie, sich mit einer Tafel Schokolade oder einer Portion Pommes frites zu trösten. Ein Teufelskreis entsteht, aus dem man nur mehr schwer ausbrechen kann.

Es ist leicht nachvollziehbar, dass die Ermahnung eines übergewichtigen Kindes oder Jugendlichen mit den Worten »Iss doch nicht so viel, du siehst ja bereits wie eine ›Knackwurst‹ aus!« eigentlich nichts bringt, sondern nur noch mehr frustriert. Auch eine »Diät« im herkömmlichen Sinn oder eine »Fastenkur« würde nicht wirklich eine Unterstützung darstellen, da der Jugendliche nach der Beendigung dieser Prozedur wahrscheinlich wieder in alte Gewohnheiten zurückfallen würde.

Bei den Erwachsenen hat sich nunmehr seit vielen Jahren die Methode »Schlank ohne Diät« bewährt. Dabei geht es zwar auch ums Abnehmen, aber ohne irgendein Nahrungsmittel ausdrücklich zu verbieten oder zu empfehlen. Klienten, die nach dieser Methode arbeiten – bisher haben das schon mehr als 60.000 Personen getan –, lernen durch Selbstkontrolle (Ernährungsprotokoll) ihr eigenes Ernährungsverhalten genau kennen, weiters wird zu mehr körperlicher Betätigung – Sport, aber auch Bewegungen im Alltag, wie zu Fuß gehen, Stiegen steigen – motiviert. Aufgrund der selbst gemachten Erfahrungen, wieviele Kalorien durch Nahrungsmittel innerhalb einer Woche aufgenommen werden und wieviele Kalorien durch eine verstärkte Bewegungsaktivität wieder verbraucht werden können, errechnet sich jeder Klient seinen eigenen Wochenkalorienwert. Diesen Wert muss er nunmehr nur noch in Beziehung zum Körpergewicht setzen. Möchte jemand abnehmen – im Durchschnitt ist ein halbes Kilogramm pro Woche völlig ausreichend –, stellt aber nach einer Woche Buchführung fest, dass er dies noch nicht geschafft hat, so weiß er, sein Wochenwert ist im Moment zu hoch. Für ihn bieten sich verschiedene Möglichkeiten, die im Rahmen des »Schlank-ohne-Diät«-Programms ausführlich diskutiert werden, um den Wochenwert zu verringern und damit doch die gewünschte Abnahme zu erzielen.

Dieses »Schlank-ohne-Diät«-Programm wurde für Kinder und Jugendliche verändert, wenngleich das Grundprinzip nicht angetastet wird.

Eltern können sich auf den folgenden Seiten darüber informieren, wie das Ernährungsverhalten und auch Übergewicht entstehen, wie sich ein Kind oder Jugendlicher vernünftig ernähren sollte und wie das »Schlank-ohne-Diät«-Programm für junge Menschen im Alter zwischen acht und vierzehn Jahren funktioniert.

Hat sich ein Kind dann entschlossen, Gewicht nach der »Schlank-ohne-Diät«-Methode abzunehmen, ist es für Eltern wichtig, das Kind zu begleiten und zu unterstützen.

Entscheidend ist aber auch, dem Kind seine Eigenständigkeit zu bewahren oder diese, sollte sie noch zuwenig ausgeprägt sein, sogar zu fördern.

Das interessierte Kind findet im zweiten Teil des Buches einen speziellen Anhang mit allen wichtigen Informationen über das »Schlank-ohne-Diät«-Programm. Weiters gibt es ganz genaue Arbeitsanleitungen für ein 10-Wochen-Programm, bei dem auf spielerische Art und Weise Ernährungs- und Bewegungsverhalten so umgestellt werden können, dass das Kind bei Bedarf Gewicht verliert oder auch nur sein Gewicht so stabilisiert, dass es nicht weiter zunimmt, und damit vielleicht ein sich abzeichnendes Problem gar nicht entstehen lässt.

Entstehung des Ernährungsverhaltens

Viele Spielplätze sind mit Schildern versehen: »Eltern haften für ihre Kinder«. Diese Aussage trifft auch auf die Ernährung zu. Der Einfluss der Familie und der Umgebung des Kindes auf die Entwicklung des Ernährungsverhaltens ist sehr stark. Von den familiären Erfahrungen ist es großteils abhängig, ob Sie – wenn überhaupt – ein Wiener Schnitzel lieber mit Reis, Kartoffeln oder Pommes frites essen und welchen Salat Sie dazu bevorzugen. Oder essen Sie lieber Fisch?

Sämtliche Essgewohnheiten, Vorlieben, Eigenheiten bezüglich Zeit und Menge der Nahrungsaufnahme werden bereits in der Kindheit geprägt. Im Mutterleib kann sich der Embryo die Nahrung nicht aussuchen. Die Ernährung des Kindes erfolgt durch die Nabelschnur. Alle positiven und negativen Einflüsse auf die Mutter werden dem werdenden Kind unmittelbar übertragen. Auch nach der Geburt ist der Säugling in der Nahrungsaufnahme direkt von der Mithilfe seiner sozialen Umwelt abhängig. Dem Kind angeborene Reflexe, z. B. der Suchreflex, Saug- und Schluckreflex, sichern instinktiv die Nahrungsaufnahme. Der Mund bzw. die Mundgegend ist der ursprüngliche Bereich, durch den das Baby Lust und Unlust erlebt.

Wenn Sie Säuglinge bis zum Ende des 1. Lebensjahres beobachten, werden Sie bemerken, dass sie sämtliche ihnen angebotenen Dinge in den Mund stecken. Auf diesem Wege lernen sie die Eigenheiten kennen und erfahren ihre Umwelt. Entsprechend prägend sind die Ernährungserfahrungen in dieser ersten Lebensphase. Im normalen Entwicklungsfall werden Säuglinge mehr oder weniger lang an der Brust der Mutter ernährt. Oft ist jedoch nach kürzerer Zeit ein Zufüttern notwendig.

Für die Entwicklung des zukünftigen Essverhaltens ist die Dauer von Brust- und Flaschen-Ernährung eher unbedeutend.

Ein entscheidender Faktor ist allerdings die Frequenz des Fütterns. Ob Säuglinge nach starr festgesetzten Intervallen ihre Nahrung bekommen, oder individuell auf den Rhythmus des Neugeborenen eingegangen werden soll, wird von der Wissenschaft divergierend beurteilt.

Das Einhalten von fix vorgegebenen Essenszeiten erleichtert die Entwicklung eines allgemeinen Regelbewußtseins. Das Kind lernt dabei aber nicht das Zusammenspiel von Hunger – Essen – Sättigung.

Normalerweise entwickelt ein gesundes Kind von sich aus ein Regelgefühl von Hunger und Sattsein und findet seinen eigenen persönlichen Rhythmus der Mahlzeiten.

Auch in späteren Jahren haben Kinder Probleme, nur zu den von der Familie festgesetzten Essenszeiten essen zu dürfen, besonders wenn diese nicht in mehrere kleine Portionen auf den Tag aufgeteilt sind (idealerweise auf fünf Mahlzeiten). Das soll natürlich nicht bedeuten, dass Kinder wahllos über den Tag verteilt – was immer ihnen auch nur zwischen die Finger kommt – essen sollten.

Beim Einhalten der geplanten Essenszeiten ist es jedoch nicht immer unbedingt notwendig, eine starre Haltung zu zeigen.

Das Nahrungsbedürfnis ist sehr stark vom Energieverbrauch durch Bewegung abhängig, der bei Kindern variiert. In einem solchen Fall kann vielleicht einmal die Suppe vorgezogen oder wenn organisatorisch möglich, etwas früher gegessen werden. Das Kind lernt dabei, das auftretende Hungergefühl unmittelbar zu stillen. Dadurch wird es dem als Überbrückung dienenden Zwischendurch-Naschen jeglicher Art eher widerstehen können und sich nicht mit Heißhunger unkontrolliert auf die Mahlzeit stürzen.

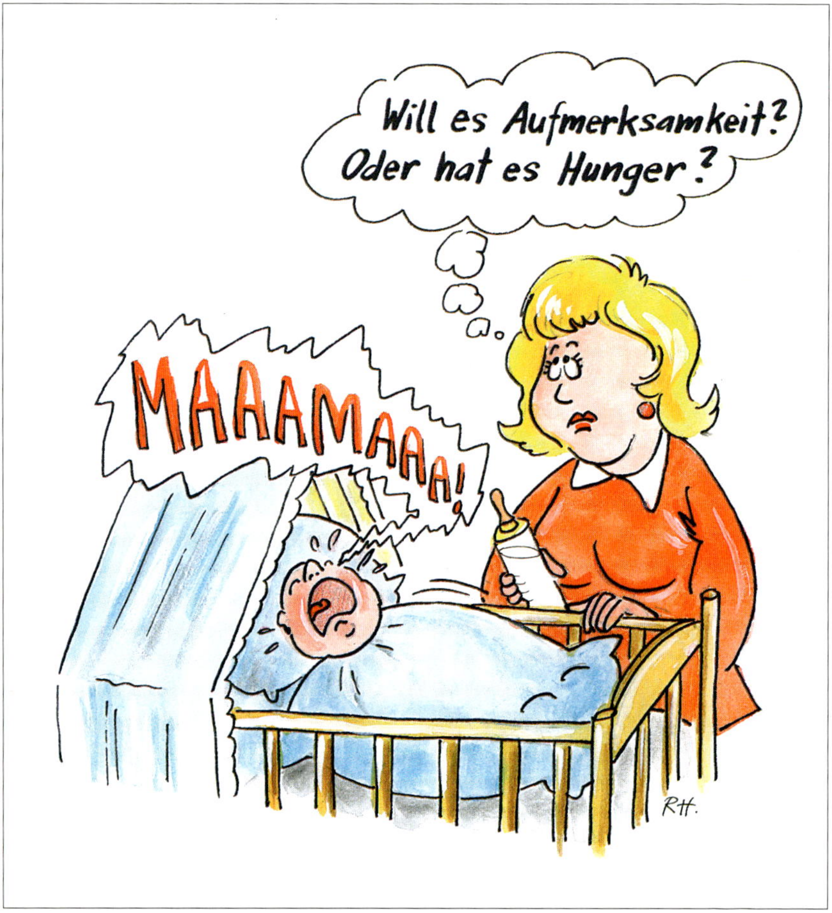

Säuglinge können in den ersten Lebensmonaten nur durch Schreien Unlustgefühle ausdrücken. Eine erfahrene, einfühlsame Mutter lernt allerdings sehr bald, die hinter dem Schreien stehenden Gefühle ihres Kindes zu deuten; handelt es sich dabei um Wunsch nach Kontakt, ein gewisses Unwohlsein oder tatsächlich um Hunger. Natürlich ist es wichtig, auf das Schreien des Kindes – allerdings in der richtigen Form – zu reagieren. Will das Baby durch sein Schreien nur auf sich aufmerksam machen, reicht es, z. B. durch Streicheln oder Sprechen dem Kind das Gefühl des Nicht-Allein-Seins zu vermitteln.

Leider wird häufig der Fehler gemacht, das Weinen eines Säuglings immer als Hunger zu deuten und mit Nahrungsgabe zu reagieren. Wer kennt nicht das beruhigende Fläschchen, das dem schreienden Kind verabreicht wird? Auch in späteren Jahren wird Essen oft als Beruhigungsmittel oder Ablenkung von unangenehmen bzw. eintönigen Situationen eingesetzt.

Sicherlich kennen Sie selbst aus eigener Erfahrung viele derartige Beispiele. Mir persönlich ist noch lebhaft eine Zugfahrt von Wien nach Salzburg in Erinnerung, bei der ich mit einer jungen Mutter, einem ca. eineinhalbjährigen Buben und dessen Tante in einem Abteil saß.

Bestimmt ist es für ein Kind in diesem Alter nicht leicht, die eher eintönige, in Bewegungsmöglichkeiten eingeschränkte Fahrt durchzuhalten. Mit unmittelbarem Beschäftigen, wie z. B. Vorlesen, vorbeifahrende Gegenstände und Umgebung beschreiben, Lieder singen, vergeht aber auch für ein Kleinkind die Zeit relativ schnell.

In meinem Fall wurde dies aber anders gelöst. Während der gesamten Fahrt wurde der bereits sehr dicklich wirkende Bub mit Essen vollgestopft. Ausgestattet mit zwei großen Taschen, gefüllt mit Nahrungsmitteln, wurde das Kind abwechselnd von Mutter und Tante durch Essen ruhig gestellt. Mit Obst (Banane, Apfel, Weintrauben), Kekse, Kuchen und Süßigkeiten bis zum Käse- und Wurstbrot sowie einer Wurstsemmel und einer Getränke-Palette von Fruchtsaft, Kakao und Tee wurde der Kleine verwöhnt. Auch ein Besuch im Speisewagen, um eine warme Suppe zu sich zu nehmen, stand am Programm. Sobald der Bub Unmut über das Essensangebot äußerte, wurde eine kleine Pause eingelegt, um nach kurzer Zeit wieder unmittelbar mit dem Füttern zu beginnen.

Kinder, die derartige Erfahrungen gewinnen, lernen, Essen als Bewältigung von Langeweile einzusetzen. Eine Fortsetzung dieser Strategie im Erwachsenenleben finden Sie z. B. als Knabbern beim Fernsehen.

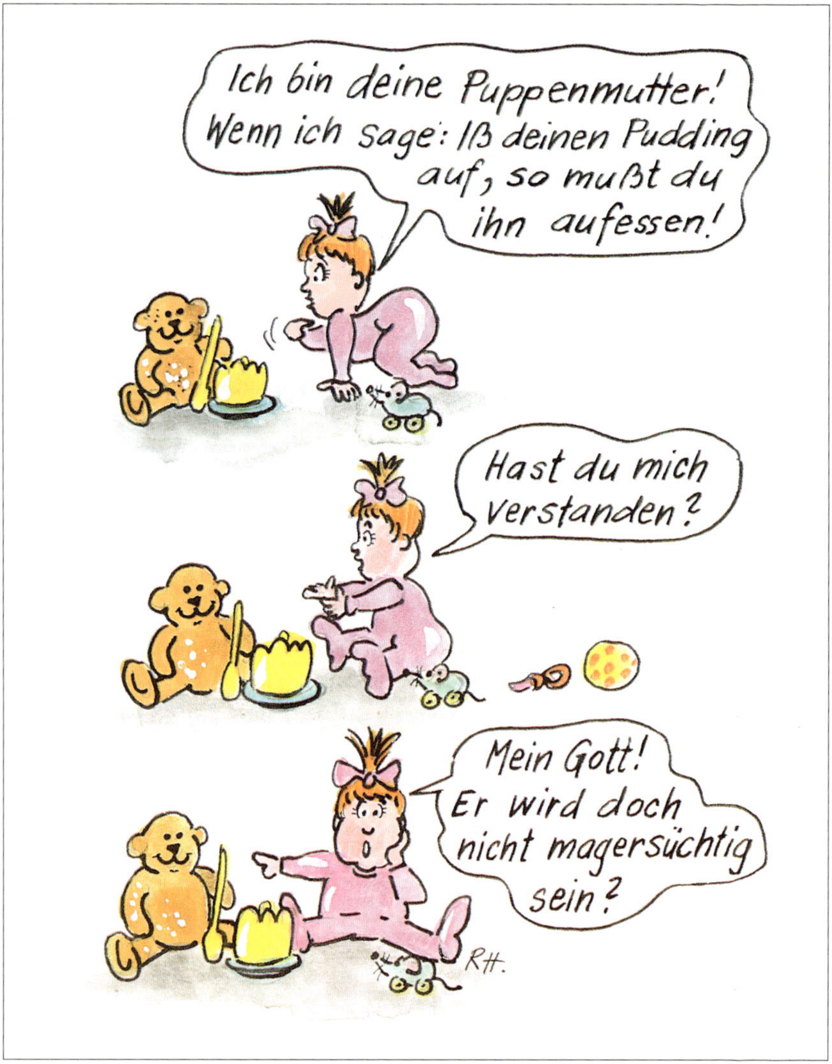
Ich bin deine Puppenmutter! Wenn ich sage: Iß deinen Pudding auf, so mußt du ihn aufessen!
Hast du mich verstanden?
Mein Gott! Er wird doch nicht magersüchtig sein?
RH.

Wird bei einem Kind versucht, Spannungen und Unlustgefühl mit Nahrungsaufnahme zu mildern bzw. ganz zu beseitigen, lernt es, auch in späteren Jahren in ähnlichen Situationen so zu reagieren. Der Typ des Kummer-Essers ist ein charakteristisches Beispiel dafür. Auch Kinder trösten sich schon gerne mit geliebten – meist sehr kalorienhältigen – Nahrungsmitteln.

Eine weitere Erfahrung hat der Bub bei dieser Bahnfahrt gemacht. Mit dem Verzehren der angebotenen Lebensmittel bereitet er seiner Mutter und Tante Freude. Eine Verweigerung des Essens hat bei beiden eher Unlust und Ratlosigkeit bewirkt. Werden diese Erfahrungen häufig gemacht, lernt das Kind, mit Essen Zuwendung und eine freundliche Stimmung bei seiner Umgebung zu erreichen. Dies sind jene Erwachsenen, die kaum Essen ablehnen können und bei Aufforderung zum Weiteressen – sind sie bereits noch so satt – nicht »Nein!« sagen können.

Die Bedeutung des Essens wird häufig überbewertet. Nicht die dicken Kinder sind tatsächlich die gesunden Kinder. Im Gegenteil: Dickliche Kinder sind häufig passiver, geringer leistungsfähig und infektionsanfälliger. Je übergewichtiger ein Kind ist, desto schwerer fällt ihm die so wichtige körperliche Bewegung und dementsprechend weniger Spaß macht sie ihm auch. Darüber hinaus werden ca. 80 Prozent aller überernährten Kinder später übergewichtige Erwachsene.

Kindern werden oft zu große Portionen vorgesetzt, die sie nur schwer bewältigen können. Kinder sollten eher kleinere Portionen auf den Teller bekommen, bzw. auch bei der Größe ihrer Portion mitentscheiden können. Die Möglichkeit, nachzunehmen, ist ja immer noch gegeben. Gesunde Kinder verhungern nicht, die Geschichte des »Suppenkaspars« ist die Geschichte einer schweren Ernährungsstörung, der Anorexia nervosa (Magersucht). Der Zwang für das Kind, seinen Teller unbedingt leer essen zu müssen, ist falsch!

Tricks und Märchen, wie »Iss fertig, damit morgen schönes Wetter wird!« oder der berühmte Löffel für die Oma, den Opa und sämtliche andere Familienmitglieder sollen die Kinder zum Aufessen verführen und lassen sie ihre Sättigungsgefühle missachten! Die Kinder verlernen, den normalen natürlichen Signalen des Körpers zu folgen, und werden beim Essen stark von Äußerlichkeiten (Essens-Angebote, umgebende Personen etc.) abhängig.

Die übermäßige Bedeutung, die dem Essen zugeschrieben wird, bietet auch die Möglichkeit, durch Fehlverhalten in diesem Bereich aufzufallen. Nachweislich gibt es in Familien mit Erziehungsproblemen gesteigerte Schwierigkeiten beim Essen.
Wer kennt nicht aus eigener Erfahrung oder zumindest von Erzählungen »Familien-Dramen«, die sich rund um die gemeinsamen Mahlzeiten abspielen? Die Art des Essens, wie z. B. Herumstochern in der Nahrung, Schmatzen und das Tempo, die Kommentare und natürlich das leidige Thema »Aufessen« sind nur einige Variationen aus diesem Repertoire.
Häufig wollen Kinder damit bewusst oder auch unbewusst die Aufmerksamkeit und Zuwendung – wenn auch in negativer Form auf sich lenken. Ähnliche Hintergründe haben auch die Streitereien von Geschwistern ums Essen. In diesem Bereich werden oft regelrechte Machtkämpfe ausgeführt.
Geben Sie derartigen Situationen keine Chance, indem Sie etwas toleranter handeln und Fehlverhalten bei Ihnen kein großes Aufsehen erregt. Sie nehmen damit »den Wind aus den Segeln«.
Ein Kind sollte auch im gewissen Rahmen etwas Gestaltungsmöglichkeit bei der Auswahl der Nahrungsmittel haben. Als Erwachsener muss man dann auch selbst entscheiden, welche Nahrungsmittel, wann, in welcher Menge und in welcher Zubereitungsart gewünscht und angepasst sind. Dafür ist ein langer Lernprozess notwendig, bei dem Zwang sich nur wenig förderlich auswirkt.
Bei der Entwicklung des Ernährungsverhaltens spielen auch die Vorbildwirkung und die Reaktionen des sozialen Umfeldes, in den ersten Lebensjahren besonders der Familie, eine wesentliche Rolle. Diese werden sogar im Spiel gefestigt. Häufig ist bei kindlichen Puppen- und Rollenspielen ein naturgetreues Nachahmen der häuslichen Ernährungsgewohnheiten zu beobachten. Im kleinen Rahmen hat jede Familie einen ganz typischen Ernährungsstil (Essenszeiten, Eigenarten bei den Mahlzeiten, spezielle Vorlieben und Zubereitungsarten, etc.).

Von früher Kindheit an wird das Kleinkind mit der speziellen Speisenauswahl und Zubereitung seiner Familie konfrontiert.

Es lernt, welche Nahrungsmittel in der Familie erwünscht und beliebt sind, und wird entsprechend dieser Erfahrung seine spätere Ernährung danach richten.

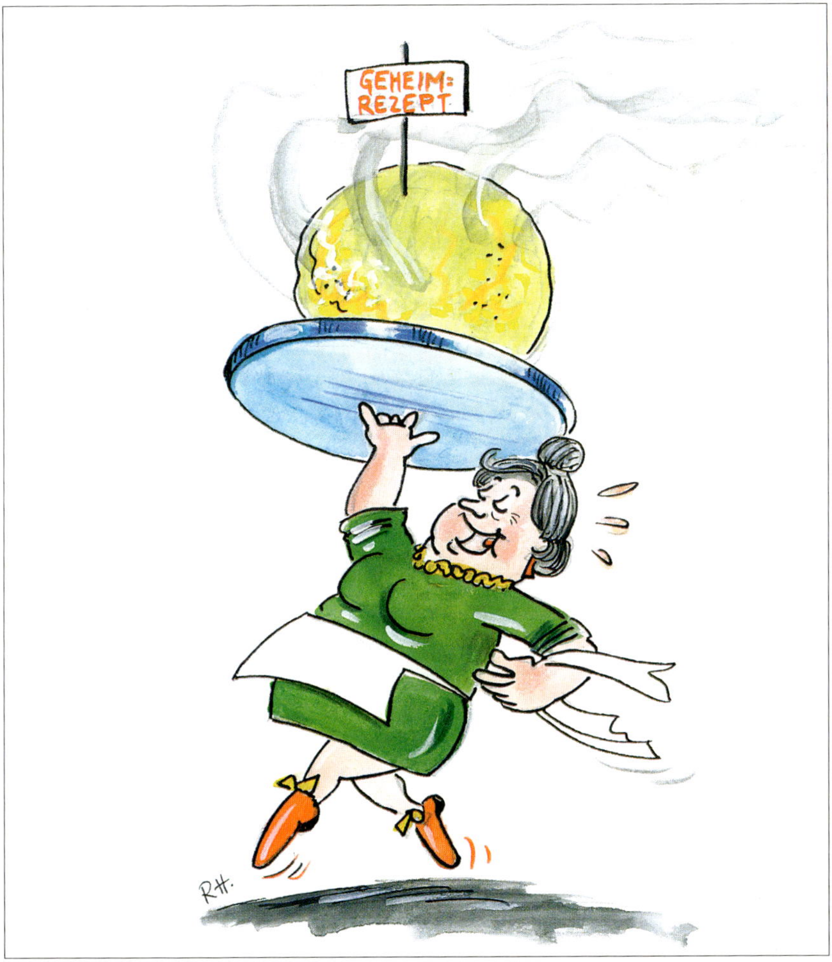

Als Beispiel dazu fällt mir ein Mann ein, der als Kind alle 14 Tage am Samstag seine Großmutter besuchte. Bei ihr bekam er als Spezialität einen Suppentopf mit Grießknödeln serviert.

In seiner nun eigenen Familie ist es zur Gewohnheit geworden, zumindest einmal monatlich, aber immer samstags, dieses Gericht zu kochen.

Die manchmal streng geheim gehüteten Familienrezepte werden von Generation zu Generation weitergegeben.

Je älter die Kinder werden, desto mehr nimmt auch im Bereich der Ernährung der Einfluss der Gleichaltrigen zu. Schon im Kindergartenalter werden bestimmte Nahrungsmittel – häufig gefördert durch die Werbung – im Rahmen der Altersgruppe als begehrenswert angesehen, z. B. bestimmte Aufstriche und Süßigkeiten. Besonders bei Jugendlichen entwickeln sich eigene »Ess-Kulturen« und Vorlieben, die »in« sind, z. B. McDonald's, Cola, Energy-Drinks. Es wäre die Aufgabe der Erwachsenen, diese Vorlieben in eine »gesunde Richtung« zu lenken.

Unser Ernährungsverhalten ist sehr stark von den traditionellen, überlieferten »Essens-Erfahrungen« abhängig. Es wird aber auch ständig von den momentan herrschenden Situationen beeinflusst. Die Möglichkeit, die Ernährungsgewohnheiten umzustellen und umzulernen – was bei einer Gewichtsreduktion unbedingt notwendig ist –, ist immer vorhanden.

Versuchen Sie als Erwachsener, mit Ihrer Vorbildwirkung gezielt und bewusst Ihrem Kind das Umstellen bzw. Umlernen der Essgewohnheiten zu erleichtern. Es wirkt wenig überzeugend, wenn die gesamte Familie das heiß geliebte Schnitzel genießt, das betroffene Kind aber eine Gemüseplatte serviert bekommt.

Die Rolle der Vererbung

»Was ist schuld am Entstehen des Übergewichtes?« fragen sich viele Menschen, die davon betroffen sind. Oft wird dann mit anderen Personen verglichen, mitunter dabei festgestellt, dass diese – obwohl sie gar nicht so wenig essen – keine Gewichtsprobleme haben. »Ich nehme ja schon zu, wenn ich ein Nahrungsmittel nur ansehe!« hört man immer wieder. Dabei spielt man natürlich darauf an, dass man als jemand geboren wurde, der zu Übergewicht neigt und diese »unangenehme Neigung« ohne sein Zutun von den Eltern mitbekommen hat.

Welchen Einfluss die Vererbung tatsächlich haben kann, hat ein amerikanisches Forscherteam unter der Leitung von Albert Stunkard Mitte der Achtzigerjahre studiert. Sie haben die Behauptung aufgestellt, dass – wenn die Vererbung eine Rolle spielt – adoptierte Kinder gewichtsmäßig nicht ihren Adoptiveltern nachgeraten können, sondern eine ähnliche Veranlagung zum Über- oder Normalgewicht haben müssen wie ihre biologischen Eltern. Und wirklich hat sich ihre Vermutung bestätigt: Übergewichtige Kinder hatten auch übergewichtige biologische Eltern, unabhängig davon, ob ihre Adoptiveltern schlank oder dick waren.

Dennoch sind die Autoren der Meinung, dass dieses Ergebnis nicht bedeutet, dass die Umwelt keinen Einfluss auf die Entstehung von Übergewicht hätte. Vor allem ist nicht bekannt, wie eine diesbezügliche Veranlagung zu Übergewicht durch Umweltfaktoren beeinträchtigt wird. So mag es zwar aufgrund der Vererbung bestimmten Personen schwerer fallen, wirklich schlank zu bleiben, wenn aber dann noch ungünstige Einflüsse von außen dazukommen, ist das Risiko zur Entwicklung von Übergewicht sehr groß. Andere Menschen sind offenbar nicht oder nur mit großer Mühe auch bei den widrigsten Umständen dazu zu bringen, Speck anzusetzen. Dies hat eine nicht ganz unumstrittene Studie an Gefängnisinsassen bewiesen, die sich freiwillig dazu bereit erklärt haben, jede auch noch so große Menge des ihnen vorgesetzten Nahrungsangebotes zu verzehren. Nur die Aufnahme von außerordentlich hohen Kalorienmengen – solchen, die Übergewichtige bei weitem nicht erreichen – und das über viele Wochen, führte dann allmählich zu einer Gewichtszunahme bei den ursprünglich normalgewichtigen Häftlingen.

Interessant ist eine Untersuchung an Säuglingen, die gezeigt hat, dass es auch dann, wenn diese Neugeborenen täglich gleiche Kalorienmengen aufnehmen, bereits nach einem halben Jahr zu beträchtlichen Gewichtsunterschieden kommen kann. Dieses Forscherteam stellte fest, dass sich Säuglinge von übergewichtigen und normalgewichtigen Müttern bei der Geburt hinsichtlich Größe und Gewicht im Durchschnitt nicht unterscheiden. Dennoch sind die Babys übergewichtiger Mütter mit einem halben Jahr beträchtlich kräftiger, obwohl – wie bereits erwähnt – die Nahrungszufuhr bei beiden Gruppen gleich ist. Der Grund dafür liegt darin, daß diese Säuglinge um 20 Prozent weniger Energie verbrauchen, weil sie sich weniger bewegen und auch weniger Wärme an die Umgebung abgeben als die vergleichbaren schlanken Babys.

Aktuell diskutiert wird auch eine Veränderung im menschlichen Erbgut, die von einer Generation zur anderen weitergegeben werden kann und zu Übergewicht führt. Wissenschafter aus den USA, Schweden und Frankreich stellten vor allem durch Versuche an Mäusen fest, dass die Körperfülle nicht die Folge zu reichlichen Essens und Trinkens sein muss, sondern auch genetischen Ursprung haben kann. Das sogenannte »Beta-3-adrenergische Rezeptor-Gen« treibt Fettzellen zur Produktion eines Eiweißstoffes an, der den Stoffwechsel anregt. Wenn dieses Gen nun verändert ist – sei es durch Vererbung oder Umwelteinflüsse –, werden die Kalorien im Körper zu langsam verbrannt. So fand beispielsweise der französische Forscher Philippe

Froguel bei seiner Gruppe von 185 Übergewichtigen heraus, dass jene 14 Personen mit dem veränderten Gen im Durchschnitt 15 Kilogramm mehr wogen als die anderen.
Dennoch bleibt eine Tatsache von all diesen Erbfaktoren unbeeinflusst: Es kann ein Kind, ein Jugendlicher nur dann Gewicht zunehmen, wenn die Energiebilanz positiv ist, d. h. wenn die Energiezufuhr in Form von Nahrung den Energieverbrauch übersteigt. Auch wenn es individuelle, genetisch bestimmte Unterschiede im Stoffwechsel gibt, muss jemand mehr Kalorien essen, als er verbraucht, damit er Gewicht zunimmt.

Individuelles Ernährungsverhalten wird aber auch durch Lernprozesse »sozial vererbt« (siehe Kapitel »Entstehung des Ernährungsverhaltens«).

Daneben hängt das Ernährungsverhalten von einer Reihe von situativen Bedingungen ab, wie

- Art der Nahrungsmittelbeschaffung und Auswahl,
- Zubereitungsarten,
- Mahlzeitenordnung,
- soziale Mahlzeitengestaltung.

Wenngleich der genetische Aspekt heute mit Recht immer mehr Bedeutung gewinnt, darf nicht übersehen werden, dass »Essen« auch etwas mit Gewohnheiten, mit Traditionen und Kultur zu tun hat und daher sehr wohl erlernt wird. Dass allerdings die erbmäßige Ausstattung nicht aller Menschen gleich ist und manche in Hinblick auf das Körpergewicht benachteiligt sind, kann vorläufig nur die Konsequenz haben, dass diese Personen sich noch bewusster als andere ernähren und auch figurmäßig ihre Zugeständnisse machen müssen. Extrem schlank werden sie wahrscheinlich nicht werden. Sollte es jedoch einmal möglich sein, dieses verantwortliche Gen mit Medikamenten günstig zu beeinflussen, könnte der bis jetzt noch vorhandene genetische Nachteil ausgeglichen werden.

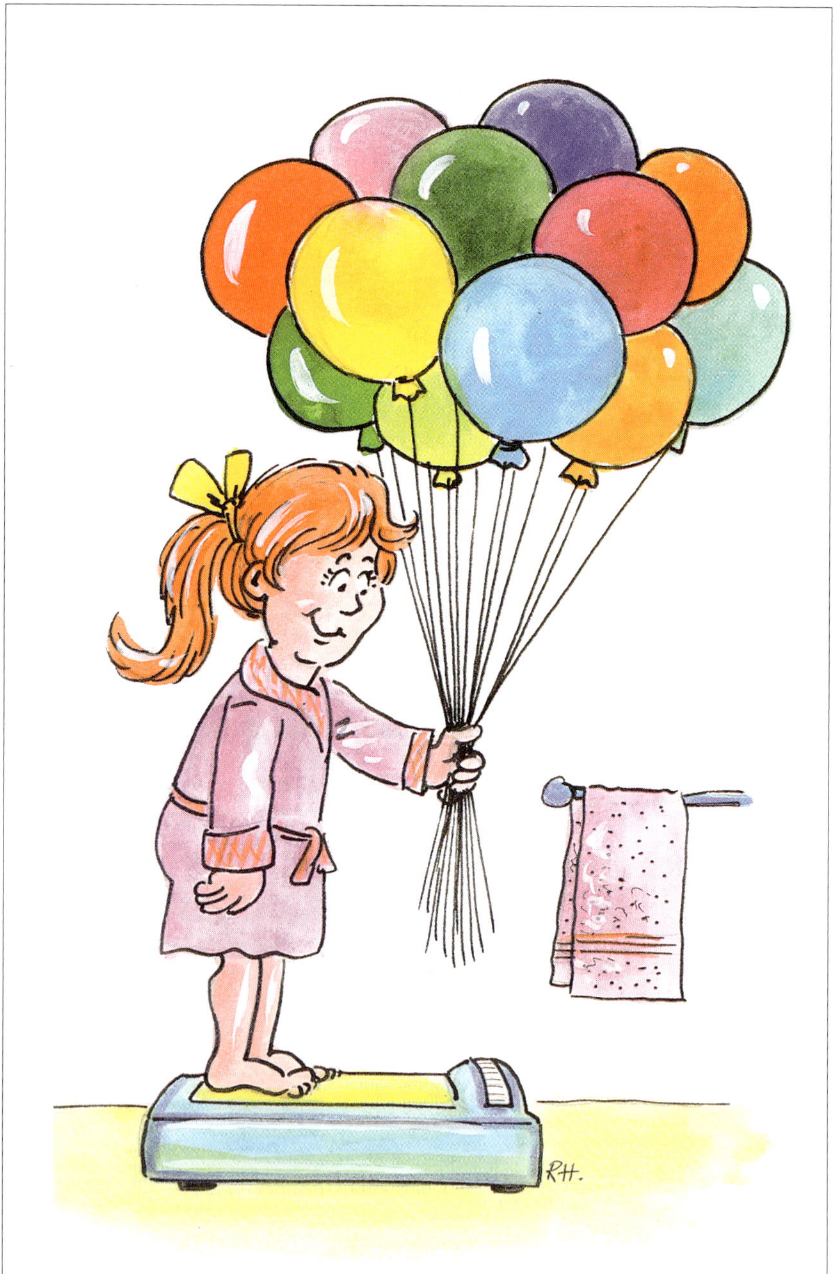
RH.

Wieviel wiegt ein gesundes Kind?

Das »Normalgewicht« lässt sich für Kinder und Jugendliche nicht so leicht angeben wie für Erwachsene. Kann man sich bei Erwachsenen durchaus etwa nach der sogenannten BROCA-Formel orientieren – Körpergröße in cm minus 100 stellt das Normalgewicht dar, das, angepasst an die persönlichen Bedürfnisse, um 10 Prozent über- oder auch unterschritten werden kann – ist das beim Kind und Jugendlichen durch die Wachstumsphasen nicht so einfach.

Anders als beim Erwachsenen sind das Körpergewicht und die Körperlänge großen Änderungen im Laufe der Kindheit bis zum Erwachsenenalter unterworfen. Aber auch die Körperzusammensetzung ändert sich altersabhängig sehr stark.

Vom Säugling bis zum Jugendlichen lassen sich mehrere Wachstumsphasen unterscheiden.

Die erste Wachstumsphase ist die stärkste. Sie findet unmittelbar nach der Geburt bis zum Ende des 2. Lebensjahres statt. Die Säuglinge sehen nicht nur dick und gesund aus, sondern haben auch tatsächlich viel Fett unter der Haut. Dies ist aber völlig normal und auch kein Grund besorgt zu sein, da sie ihren »Säuglingsspeck« in den nächsten Jahren von sich aus verlieren.

Zwischen dem 4. und 7. Lebensjahr erleben die Kinder ihre »erste Streckung«, ein Längenwachstum, bei dem die Gewichtszunahme meist deutlich zurückbleibt. Die Kinder werden dünn und schlank. Die Gefahr besteht darin, dass Eltern aus Sorge ihr zu dünnes Kind zu übermäßigem Essen animieren, ihm »Dickmacher«, wie besonders fette oder süße Lebens-

mittel, aufdrängen. Das Kind verlernt in dieser Zeit möglicherweise, sich nach Hunger und Sättigung zu richten, und lässt sich auch durch äußere Umstände zum Essen verleiten. Nicht weil das Kind noch Hunger hat, isst es einen weiteren Marillenknödel, sondern weil es weiß, damit der Oma eine besondere Freude zu machen, die die Knödel ja extra für das Kind gekocht hat.
Im Erwachsenenalter wird es diesen Personen besonders schwer fallen, angebotene Nahrungsmittel abzulehnen, auch dann, wenn sie eigentlich satt sind.

Eltern, die ihr Kind für besorgniserregend schlank halten und froh sind, wenn ihr Sprößling etwas konsumiert, geraten leicht in Versuchung, Nahrungsmittel als Belohnung oder Seelentröster einzusetzen. Später werden daraus sogenannte »Belohnungsesser« oder »Kummeresser«. Es werden also Verhaltensweisen »gelernt«, Gewohnheiten erworben, bei denen der Nahrungsaufnahme eine ganz andere Funktion zukommt, als dem Körper Energie zuzuführen. Wenn man sich nun einmal zum »Stressesser« entwickelt hat und häufig »Stress« empfindet, kann es sehr leicht passieren, dass sich durch den ständigen Einsatz der Bewältigungsstrategie »Essen« Übergewicht einstellt.

Ein zweiter Wachstumsschub, die »zweite Streckung«, setzt dann meist so um das 10. Lebensjahr ein; bei Mädchen früher als bei Burschen. Bei Mädchen führen dann die hormonellen Umstellungen im Rahmen der Pubertät dazu, dass die äußeren Formen rundlicher, sprich weiblicher, werden. Wieder schießen die Kinder in die Höhe, ohne dass das Körpergewicht Schritt halten kann. Bisher normalgewichtige Kinder sehen nun zeitweilig mager und schlecht ernährt aus. Trotzdem sollte man aufpassen, sich gerade in dieser Zeit keine der oben beschriebenen ungünstigen Ernährungsverhaltensweisen anzueignen.
Insbesondere für die bis zum Wachstumsschub übergewichtigen Kinder besteht die Chance, dies zur Umstellung ihrer Ernährungsgewohnheiten zu nützen, um so nach Abschluss dieser Phase normalgewichtig zu bleiben.

Das »Schlank-ohne-Diät«-Programm zum Zeitpunkt einer Wachstumsphase durchzuführen, hat den Vorteil, nicht an Gewicht abnehmen zu müssen, sondern lediglich danach zu trachten, das bestehende Körpergewicht durch konsequente Selbstkontrolle beizubehalten.

Der Erfolg wäre also bei erzielter Gewichtskonstanz schon gegeben. Das Kind kann in sein Gewicht »hineinwachsen«.

Dementsprechend ist auch das Erfolgsziel festzulegen, um in der Folge nicht darüber enttäuscht zu sein, zwar das Programm gewissenhaft durchzuführen, aber eigentlich kein Gewicht abzunehmen.

Obwohl zu Beginn dieses Kapitels betont wurde, wie schwer es ist, eine Richtlinie für das Körpergewicht von Kindern und Jugendlichen anzugeben, soll trotzdem mit nachfolgender Tabelle eine Orientierungshilfe angeboten werden.

Das Gewicht von Kindern und Jugendlichen wird generell nicht nach dem Alter, sondern nach der Körperlänge beurteilt.

Die Tabelle soll helfen, das Körpergewicht grob zu beurteilen, wobei aufgrund der Wachstumsphasen in bestimmten Lebensperioden die angegebenen Werte beträchtlich über- oder unterboten werden können.

Im Zweifelsfall, wenn man sich nicht klar ist, ob Übergewicht vorliegt oder nicht, wendet man sich am besten an den Kinderarzt, der mit exakteren Methoden eine Beurteilung vornehmen kann.

Bei Kindern und Jugendlichen hat sich in diesem Zusammenhang die Messung der Hautfaltendicke bewährt, die mit einem Meßzirkel an festgelegten Körperstellen vorgenommen wird.

Anhand von entsprechenden Tabellen kann dann überprüft werden, ob der Fettanteil im Gewebe den Normwerten entspricht oder nicht.

Mädchen			Knaben	
Größe (cm)	*Gewicht (kg)*	*Alter (Jahre)*	*Größe (cm)*	*Gewicht (kg)*
111	19,0	5 a	111	19,1
117	21,0	6 a	117	21,2
122	23,3	7 a	124	24,0
129	26,8	8 a	130	26,9
135	29,8	9 a	135	29,6
142	34,5	10 a	141	33,5
148	38,8	11 a	147	37,1
154	43,7	12 a	156	45,1
158	46,3	13 a	161	50,5
165	54,3	14 a	168	53,5

(Quelle: Reinken, Droese, Stolley, Forschungsinstitut für Kinderernährung)

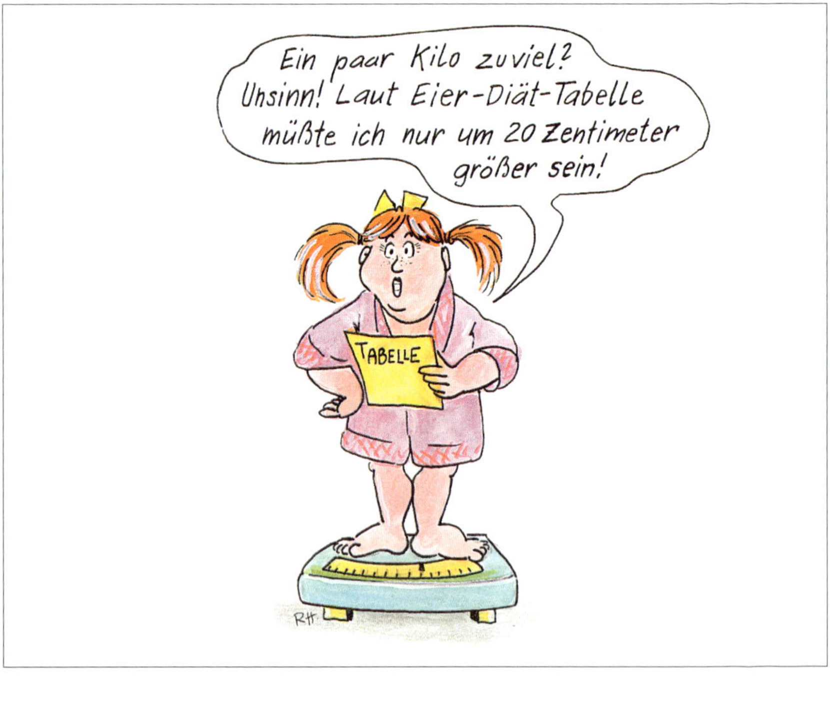
Ein paar Kilo zuviel? Unsinn! Laut Eier-Diät-Tabelle müßte ich nur um 20 Zentimeter größer sein!
TABELLE
RH

Ab wann ist Übergewicht gesundheitlich bedenklich?

Übergewicht entsteht bei nur etwa einem Prozent aller Fälle durch hormonelle Störungen, wie etwa Schilddrüsenveränderungen, Störungen im Bereich der Sexualhormone oder des Nebennierenrindenhormons.

Fast alle anderen Personen mit zu hoher Körperfülle haben im Laufe der Zeit einfach ihrem Organismus zuviel »Gutes« getan, d. h. mehr Energie (Kalorien) zugeführt als verbraucht wurde. Dies kann natürlich auch schon im Kindesalter passieren. Tatsächlich sind etwa 15 – 20 Prozent aller schulpflichtigen Kinder und Jugendlichen übergewichtig oder sogar »adipös«, wie man zu besonders starkem Übergewicht sagt.

Für Kinder und Jugendliche ergeben sich unmittelbar keine drastischen gesundheitlichen Gefahren aufgrund des Übergewichts.

Trotzdem ist ein Einschreiten im Kindes- bzw. Jugendalter schon deshalb sinnvoll, um die dann im Erwachsenenalter auftretenden unangenehmen und medizinisch nachteiligen Folgen zu verhindern:

- Störungen des Kohlenhydratstoffwechsels; dies ist bereits ein Vorstadium der Zuckerkrankheit (Diabetes mellitus).
- Störungen des Fettstoffwechsels, was zu einer Erhöhung der Blutfette (Cholesterin, Triglyceride) führt.
- Übermäßige Abnutzung der Gelenke und der Wachstumsfugen.

Bleibt das Übergewicht über längere Zeit bestehen, werden – unter Umständen schon im jugendlichen Alter beginnend – zahlreiche Probleme zu erwarten sein:

- Bluthochdruck (Hypertonie)
- Zuckerkrankheit (Diabetes mellitus)
- Gicht (Hyperurikämie)
- vorzeitige Arterienverkalkung (Arteriosklerose)
- Schlaganfall
- Herzinfarkt

Da übergewichtige Kinder in weit mehr als der Hälfte der Fälle auch als Erwachsene übergewichtig bleiben, muss das Ziel heißen, adipöse Kinder und Jugendliche mit einem möglichst geringen Risiko in das Erwachsenenalter zu entlassen.

Dies ist nur dann der Fall, wenn bereits bei den ersten Gewichtskomplikationen Maßnahmen gesetzt werden, um es entweder gar nicht zu einem größeren Problem kommen zu lassen oder – wenn dies bereits angezeigt ist – möglichst frühzeitig damit zu beginnen, überflüssige Kilos wieder abzubauen. Damit dies aber von Dauer ist und auch ins Erwachsenenalter übernommen werden kann, empfehlen sich dazu keine kurzfristigen Diäten, sondern Methoden, bei denen es – wie beim »Schlank-ohne-Diät«-Programm – zu einer langfristigen, dauerhaften Umstellung der Ernährungsgewohnheiten kommt.

Eine Gewichtsregulierung kann aber auch dann angebracht sein, wenn eine vorliegende Stoffwechselstörung durch Übergewicht ungünstig beeinflusst wird.

Auch wenn besondere familiäre Belastungen bekannt sind – zum Beispiel, wenn viele Familienmitglieder an der Zuckerkrankheit leiden –, wäre ein besonderes Augenmerk auf das Körpergewicht zu legen.

Neben den gesundheitlichen Beeinträchtigungen stehen bei Kindern und Jugendlichen oft soziale und psychische Folgen im Vordergrund.

Kinder, vor allem Jugendliche, achten sehr kritisch auf ihr Aussehen und das Erscheinungsbild ihrer gleichaltrigen Freundinnen und Freunde.

Fühlen Sie sich dann aufgrund ihrer Körperfülle unattraktiv, und äußert sich dies etwa auch daran, dass sie weniger Freunde als andere haben oder von »lieben« Kolleginnen und Kollegen gehänselt werden, kann dies der Nährboden für das Entstehen psychischer Störungen sein.

Starke Beeinträchtigungen der Selbstsicherheit (Schüchternheit, Gehemmtheit), verschiedene Ängste oder neurotische Depressionen können ihre Ursache im Übergewicht haben.

Leicht kann man sich als Außenseiter der Gesellschaft fühlen und mit den dadurch entstehenden psychischen Problemen nicht fertig werden.

Schließlich besteht auch hier in noch größerem Ausmaß als bei anderen Jugendlichen die Gefahr, daß Trost im Drogenkonsum gesucht wird und Abhängigkeit und Sucht die Folgen sind.

Erfahrungen mit dem »Schlank-ohne-Diät«-Programm

Wird der Zeitpunkt in der Kindheit übersehen, korrigierend in ein sich abzeichnendes Übergewicht einzugreifen, kann es leicht passieren, dass dieses erhöhte Körpergewicht auch in das Jugendalter mitgeschleppt wird. Doch gerade Jugendliche, die sehr viel Wert auf gutes Aussehen und Attraktivität legen, sind mit einem Zuviel an Gewicht unzufrieden. Diese Unzufriedenheit drückt sich dann oft in einer Bereitschaft zur Gewichtsreduktion aus. Daher werden eigens für Jugendliche Jugendcamps angeboten, um ihnen das Abnehmen zu erleichtern.

Allerdings hat man sehr bald bemerkt, dass das Konzept, Jugendlichen auf »Kur« möglichst wenig zu essen zu geben und sie nur in Begleitung aus dem Haus zu lassen, zu erheblichen Problemen führt. Vor allem entstehen hier disziplinäre Schwierigkeiten, weil die Betroffenen diese unterdrückende Situation nicht aushalten. Aber auch die mit »Krampf« erzielte Gewichtsabnahme ist in aller Regel nicht dauerhaft. Die Jugendlichen freuen sich geradezu, wieder »richtig« essen zu können, wenn sie zu Hause sind. Damit waren jedoch alle Bemühungen bald umsonst und trotz des Fastens und Eingesperrtseins ist das ursprüngliche Gewicht in Kürze wieder erreicht.

Im Rahmen einer Studie konnten die Erfahrungen von fast 300 14- bis 20jährigen abnehmwilligen Mädchen gesammelt werden. Von den Kurteilnehmerinnen, die im Durchschnitt 166 cm groß waren und ein mittleres Körpergewicht von 83,4 kg zu Beginn der Kur mitbrachten, hatten mehr als 85 Prozent bereits Erfahrungen mit der Gewichtsreduktion. Die meisten von ihnen hatten einseitige Diäten bzw. extremere Reduktionskuren probiert. Etwa 10 Prozent hatten bereits Beschwerden mit dem Herz-Kreislaufsystem oder dem Bewegungsapparat, weitere 7 Prozent kämpften mit Atemnot.

Dass ihre übermäßige Gewichtszunahme mit einer bestimmten, besonders einschneidenden Lebenssituation in Verbindung stehe, vermuteten etwas mehr als ein Viertel aller Befragten. In erster Linie standen hier Operationen zur Diskussion sowie psychische Belastungen, die durch Veränderungen in der Schul- oder Berufssituation entstanden waren.

Die häufigsten Gründe für eine Gewichtsreduktion waren eindeutig das Aussehen und die Aussicht, schickere Kleidung tragen zu können. Fast drei Viertel führten diese Motive an. Erst weit abgeschlagen kamen Gesundheit und besseres Wohlbefinden als Motive, Gewicht zu reduzieren.

Der Kuraufenthalt mit dem »Schlank-ohne-Diät«-Programm wurde so gestaltet, dass die Eigenverantwortung der Teilnehmerinnen nicht nur erhalten, sondern sogar noch gefördert wurde. So bot z. B. die Küche täglich ein komplettes Menü an. Die Mädchen hatten selbst zu entscheiden, ob sie etwa auf die Vor- oder Nachspeise verzichten oder nur die halbe Beilagenportion wählen oder vielleicht diesmal doch das ganze Menü konsumieren oder evtl. einen Obsttag einlegen und statt des Menüs einen Apfel und eine Birne essen wollten. Die tägliche Kalorienaufnahme wurde, wie beim »Schlank-ohne-Diät«-Programm üblich, auf Protokollkarten festgehalten. Gleichzeitig wurde gestattet, auch ohne Aufsicht das Heim verlassen zu können. Dies hat dazu geführt, dass die Mädchen von sich aus und mit viel Spaß eine Reihe von Bewegungsaktivitäten durchführten, die als »Abzugsposten« festgehalten werden konnten. Der somit selbständig erreichte Wochenwert wurde in Beziehung zur Gewichtsabnahme gesetzt und konnte auch als Richtmaß für die Zeit nach der Kur herangezogen werden. Tatsächlich nahmen die Teilnehmerinnen nicht nur ähnlich gut ab wie jene, die den auferlegten Nahrungseinschränkungen sowie Ausgehverboten ausgesetzt waren – nämlich zwischen 1,5 und 8,8 kg innerhalb von drei Wochen –, sondern konnten auch, wie Einzelnachuntersuchungen gezeigt haben, das erreichte Gewicht im Folgejahr aufrechterhalten oder sogar noch weiter verringern.

Worauf ist bei der Ernährung der Kinder zu achten?

1. Energiezufuhr – wieviel soll das Kind essen?

Grundsätzlich kann man den menschlichen Körper mit einer Maschine vergleichen. Beide benötigen Energie, um zu arbeiten. Die Maschine benötigt als Treibstoff z. B. Benzin oder elektrischen Strom. Der Mensch nimmt die Energie in Form von Nahrung zu sich. Sie wird in Kilokalorien (kcal) oder Kilojoule (kJ) gemessen. Umgangssprachlich verwendet man die Ausdrücke Kalorien oder Joule.

Die Hauptnahrungsbestandteile der Ernährung – Eiweiß, Fett und Kohlenhydrate – sind die Hauptenergiequellen:

- ➪ 1 Gramm Eiweiß liefert 17 kJ (4,1 kcal).
- ➪ 1 Gramm Kohlenhydrate liefert 17 kJ (4,1 kcal).
- ➪ 1 Gramm Fett liefert 39 kJ (9,3 kcal).

Aber auch Alkohol liefert beträchtliche Energiemengen:

- ➪ 1 g Alkohol liefert immerhin auch 30 kJ (7,1 kcal).

Nicht jeder Mensch benötigt täglich gleich viel Energie für seinen Stoffwechsel, es gibt aber Richtlinien, an denen man sich orientieren kann.

Alter	Energie kcal (kJ) / Tag	
	männlich	*weiblich*
1 bis 3 Jahre	1.300 (5.440)	
4 bis 6 Jahre	1.800 (7.530)	
7 bis 9 Jahre	2.000 (8.370)	
10 bis 12 Jahre	2.250 (9.410)	2.150 (9.000)
13 bis 14 Jahre	2.500 (10.460)	2.300 (9.620)

Tabelle: Richtwerte zur Energiezufuhr (Deutsche Gesellschaft für Ernährung, 1991)

Aufgrund des Wachstums und der Entwicklung haben Kinder und Jugendliche einen sehr hohen Energiebedarf. Sind sie auch körperlich sehr aktiv, steigt der Bedarf zum Beispiel der 13- bis 14jährigen weit über den Bedarf der Erwachsenen.

Nicht selten brauchen diese Kinder bis zu 3.800 kcal (Mädchen) und 4.400 kcal (Knaben) pro Tag. Reduzieren diese Kinder ihre sportliche Betätigung, müssen sie ihre Energiezufuhr ebenfalls beträchtlich einschränken, da es sonst sehr leicht zu einer positiven Energiebilanz und dadurch zur Gewichtszunahme kommen kann.

Diese Kinder und Jugendlichen, die sehr aktiv sind, »dürfen« auch während der Gewichtsreduktion unter Umständen bis zu 2.000 kcal am Tag essen. Kinder, die sich kaum körperlich betätigen und sehr viel sitzen, müssen um mindestens weitere 500 kcal/Tag reduzieren.

Der Energiebedarf setzt sich aus Grundumsatz und Arbeitsumsatz zusammen.

Nicht jedes Kind braucht aber gleich viel Energie. Der Energiebedarf ist abhängig vom Alter, von der Körpergröße, vom Geschlecht (= Grundumsatz), vom Bewegungsdrang und von der sportlichen Aktivität (= Arbeitsumsatz).

Selbst bei gleichem Alter, gleicher Tätigkeit und gleicher Größe kann der Kalorienbedarf des einzelnen Kindes unterschiedlich sein. Genau wie bei den Erwachsenen gibt es auch bei den Kindern »gute« und »schlechte« Futterverwerter. Dabei spielt die »Verbrennung der Nahrung« eine entscheidende Rolle. Bei den guten Futterverwertern verläuft die »innere Verbrennung« der Nahrung besonders wirkungsvoll. Diese Menschen verbrauchen für das Nichtstun weniger Kalorien als andere, und ihr Körper kann auch besonders viele Nahrungskalorien in Fett umwandeln.

Ein Zuviel an Energie bedeutet, dass diese in körpereigenes Fett umgewandelt und so gespeichert wird. Diese Speicher können dann, wenn dem Organismus keine Nahrung zugeführt wird, als Energiereserven dienen.

Abnehmen = weniger Energie zuführen

Will man dieses Zuviel an Fett wieder loswerden, muss man dem Körper weniger Energie zuführen, als er braucht, dadurch werden die Speicher (sprich Fett) abgebaut.

Wichtig ist aber für Kinder, die ja im Wachstum sind, dass vor allem die Energie aus Fetten und Kohlenhydraten eingeschränkt sind. Eiweiß sollte auch während der Gewichtsreduktion ausreichend zugeführt werden, da dieses als wesentlicher Baustein für den Körper benötigt wird.

Zusätzlich sollte vermehrt Bewegung gemacht werden, denn damit steigt der Energieverbrauch.

Abnehmen = mehr Energie verbrauchen

Besonders energiereiche Speisen und Getränke:

1/2 Backhuhn	1.334 kcal
Schinkennudeln überbacken, 1 Port.	962 kcal
Eiernockerl, 1 Port.	727 kcal
Spaghetti Carbonara, 1 Port.	660 kcal
Berner Würstel, 1 Paar	570 kcal
Hot Dog, 1 Stück	560 kcal
Fleischlaibchen (Schwein, Frikadelle), 1 Stück	413 kcal
Pommes frites, 1 Port.	356 kcal
Fruchteis, 1 Kugel	101 kcal
Schokolade, 1 Rippe	90 kcal
Kartoffelchips, 1 Stück	10 kcal

Besonders energiearme Speisen und Getränke:

Faschierter Braten (Hackbraten) mit Soja, 1 Port.	232 kcal
Hühnerbrust, gebraten, 1 Port.	214 kcal
Salatplatte mit Ei und Joghurtdressing, 1 Port.	195 kcal
Pudding, ungezuckert, 1 Port.	127 kcal
Apfelmus, ungezuckert, 1 Port.	110 kcal
Forelle, gegrillt, 1 Stück	93 kcal
Gemüsesuppe, 1 Port.	69 kcal
Gemischter Salat mit Joghurtdressing, 1 Port.	45 kcal
Mandarine, 1 Stück	18 kcal
Mineralwasser	0 kcal
Tee, ungesüßt	0 kcal

Energieverbrauch bei unterschiedlicher körperlicher Aktivität:

Gehen	3 km/h	175 kcal/Stunde
	4,5 km/h	200 kcal/Stunde
	6 km/h	260 kcal/Stunde
Laufen	9 km/h	665 kcal/Stunde
	15 km/h	710 kcal/Stunde
Radfahren	9 km/h	250 kcal/Stunde
	15 km/h	380 kcal/Stunde
	21 km/h	610 kcal/Stunde
Gymnastik	leicht	210 kcal/Stunde
	Training	470 kcal/Stunde
Tischtennis		315 kcal/Stunde
Fußballspielen		720 kcal/Stunde
Schifahren		630 kcal/Stunde

2. Nährstoffzufuhr – was soll das Kind essen?

Eiweiß

Eiweiß dient dem Körper als Aufbausubstanz und lässt sich durch keinen anderen Nährstoff ersetzen. Es dient im Körper in erster Linie als Gerüstsubstanz, findet sich aber auch in Körperflüssigkeiten und im Blut- und Muskelfarbstoff.
Eiweiß kann im Körper praktisch nicht gespeichert werden, es muss daher immer mit der Nahrung zugeführt werden.
Eiweißmangel im Wachstumsalter führt zur körperlichen und in schweren Fällen auch zur geistigen Unterentwicklung.

Kinder haben in Relation zu ihrem Körpergewicht einen hohen Eiweißbedarf, da ihr Körper noch im Aufbau begriffen ist.

Bezogen auf das Normalgewicht der Kinder sollte die Tageszufuhr an Eiweiß bei 1 Gramm pro Kilogramm Körpergewicht liegen.

Empfohlene Eiweiß-Tageszufuhr für Kinder

Alter	*Eiweiß Gramm / Tag* *männlich*		*weiblich*
1 bis 3 Jahre		16	
4 bis 6 Jahre		21	
7 bis 9 Jahre		27	
10 bis 12 Jahre	38		39
13 bis 14 Jahre	51		50

Quelle: DGE

Neben der ausreichenden Eiweißzufuhr sollte man auf die richtige Qualität achten.

Beim Erwachsenen sollten ein Drittel der Eiweißzufuhr aus tierischen Produkten stammen, der Rest aus pflanzlichen.

Beim Kind hingegen sollte das Verhältnis 50 zu 50 betragen.

Tierisches Eiweiß ist aufgrund der Zusammensetzung der einzelnen Eiweißbausteine (= Aminosäuren) für den Menschen hochwertiger als pflanzliches Eiweiß.

Die höchste Qualität erreicht man, wenn man tierisches und pflanzliches Eiweiß miteinander kombiniert (= erhöhte biologische Wertigkeit).

Günstige Kombinationen sind:

- Getreide mit Milch, Fleisch, Fisch, Ei (Haferflocken in Milch, Reisauflauf, Reisfleisch, Vollkornpalatschinken mit Topfenfülle, Vollkornbrot mit Topfenaufstrich).
- Kartoffeln mit Milch, Fleisch, Fisch, Ei (Kartoffeln mit Kräutertopfen).
- Hülsenfrüchte mit Milch, Fleisch, Fisch, Ei, Getreide (Bohnensuppe mit Reis, Erbseneintopf mit Brot).

Kinder, die sich im Wachstum befinden, sollten keineswegs auf tierisches Eiweiß verzichten, da es sonst unter Umständen gerade bei den lebensnotwendigen Aminosäuren zu Defiziten kommen könnte.

Folgende Nahrungsmittel eignen sich besonders für die optimale Versorgung mit Eiweiß:

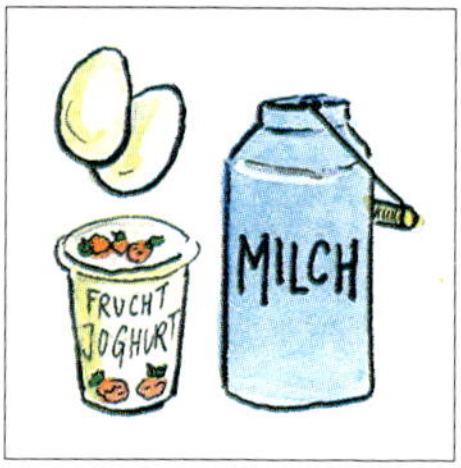

- mageres Fleisch, Geflügel,
- magere Milchprodukte (Milch, Joghurt, Topfen, Käse),
- Fisch (Scholle, Seelachs, Kabeljau, Forelle, Hecht, Zander),
- Eier (insbesondere das Eiklar),
- Hülsenfrüchte,
- Kartoffeln,
- Getreide,
- Gemüse.

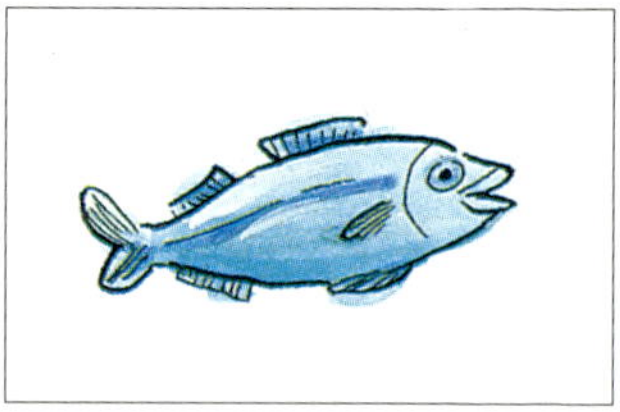

Während der Gewichtsreduktion gilt:
Ausreichend hochwertiges Eiweiß ist sehr wichtig!

Eiweißgehalt von Nahrungsmitteln

Nahrungsmittel	g Eiweiß / 100 g
Hühnerbrust	22,8 g
Camembert, 30 % F. i.T.	22,8 g
Butterkäse, 45 % F. i.T.	21,7 g
Schweinefleisch, mager	20,2 g
Rindfleisch, mager	20,0 g
Camembert, 45 % F. i.T.	19,0 g
Kabeljau	17,7 g
Forelle	11,0 g
Scholle	10,6 g
Hüttenkäse	10,0 g
Kakaomilch	3,5 g
Magermilch	3,4 g
Joghurt, 1 % Fett	3,4 g
Joghurt, 3,6 % Fett	3,3 g
Vollmilch, 3,6 % Fett	3,3 g

Eiweißgehalt in Speisen

Speisen	g Eiweiß / Portion
Hühnerbrust, gebraten	34,0 g
Putenschnitzel, natur	33,0 g
Krautfleisch	30,0 g
Gemüseplatte mit Ei	29,0 g
Pasta ascuitta	22,0 g
Topfencreme	16,0 g
Reisauflauf	12,0 g
Salatplatte mit Ei	11,0 g
Müsli mit Joghurt und Früchten	11,0 g
Pudding	4,2 g

Fett

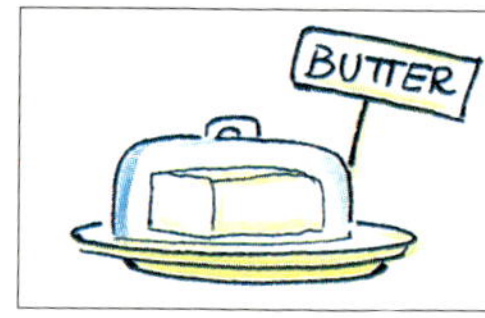

Fett dient dem Körper vorwiegend zur Energiebereitstellung. Ein Gramm Fett liefert doppelt so viel Energie wie Eiweiß oder Kohlenhydrate. Über den normalen Bedarf aufgenommenes Fett kann sehr leicht in körpereigenes umgebaut werden und als Depotfett (= Fettpolster) gespeichert werden.

Will man Energie einsparen, sollte es vor allem durch Fettreduktion geschehen. Natürlich deshalb, weil Fett doppelt so viel Energie liefert wie die anderen Nährstoffe, aber auch weil fette Speisen dazu beitragen, dass man mehr isst. Fett ist nämlicht mitverantwortlich, dass die Sättigungsregulation im Körper »unterlaufen« wird.

Während der Gewichtsreduktion gilt:
So wenig Fett wie möglich essen!

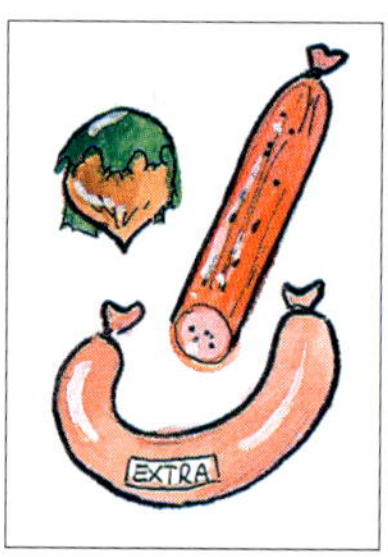

Nicht nur sichtbare Fette, wie Öl, Streichfette, Fettränder von Fleischspeisen, sollten eingeschränkt werden, sondern auch alle unsichtbaren Fette. Diese finden sich im Fleisch, in Wurstwaren, in Milch und Milchprodukten, im Eidotter, aber auch in Nüssen und Süßigkeiten. Fett ist ein Geschmacksträger, das heißt, fettreiche Speisen schmecken vielen Menschen einfach besser. Kinder sollten an diesen Geschmack gar nicht gewöhnt werden. Voraussetzung dafür ist die sparsame Verwendung bei der Zubereitung von Speisen.

Wichtig ist aber auch neben dem sparsamen Umgang mit Fett die Verwendung der »richtigen« Fette.

Fette liefern nämlich auch essentielle (= lebensnotwendige) Fettsäuren und sind Träger von fettlöslichen Vitaminen.

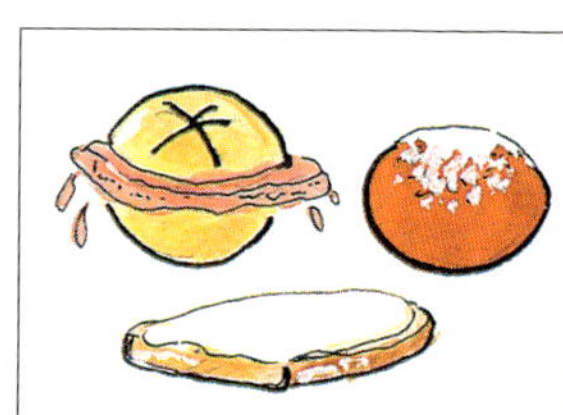

Fettgehalt in Nahrungsmitteln

Nahrungsmittel	g Fett / 100 g
Butter	83,0 g
Haselnüsse, geröstet	64,9 g
Salami	47,0 g
Mohn	43,0 g
Kartoffelchips	36,0 g
Brie, 60 % F. i.T.	33,2 g
Braunschweiger	33,0 g
Leberpastete	26,0 g
Extrawurst	24,0 g
Brie, 45 % F. i.T.	21,8 g
Schinken, gekocht	21,0 g
Schokolade	16,7 g
Extrawurst, leicht	13,0 g
Hüttenkäse	5,0 g
Apfel	0,4 g

Fettgehalt in Speisen

Speisen	g Fett / Portion
Berner Würstel	54 g
Leberkäse, paniert	48 g
Wiener Schnitzel	27 g
Leberkäse-Semmel	27 g
Frankfurter Würstel	26 g
Pommes frites	25 g
Schinken-Käse-Toast	24 g
Augsburger, gebraten	20 g
Extrawurstsemmel	12 g
Krapfen	10 g
Butterbrot	9 g

Die essentiellen Fettsäuren finden sich hauptsächlich in Pflanzenölen, wie Distelöl, Maiskeimöl, Weizenkeimöl, Sonnenblumenkernöl und Kürbiskernöl.

Butter ist in der Kinderernährung aufgrund der leichten Verdaulichkeit wichtig. Übergewichtige Kinder sollten aber auf Butterbrote verzichten. Anstatt Butter können magerer Käse oder Topfenaufstriche als Brotbelag dienen. Fettarme Milch und Milchprodukte hatten noch den Vorteil, dass wichtige Nährstoffe, wie Eiweiß oder Kalzium, in konzentrierter Form enthalten sind. Das heißt, Magermilch und Magerkäse enthalten mehr wertvolles Eiweiß und mehr Kalzium als fettreiche Produkte.

Kohlenhydrate

Kohlenhydrate, besser bekannt unter dem Begriff Zucker und Stärke, sind mengenmäßig die wichtigsten Bestandteile unserer Ernährung. Ihre Aufgaben im Organismus sind unter anderem, für den Ablauf des normalen Stoffwechsels und die Energieversorgung der Nerven- und Gehirnzellen zu sorgen.

Kohlenhydrate sind allgemein bekannt als Dickmacher. Dieses negative Image lässt sich auf falsche Zubereitungsmethoden (Pommes frites statt Petersilkartoffeln) oder falsche Beläge (fette Wurst auf dem Brot) zurückführen.

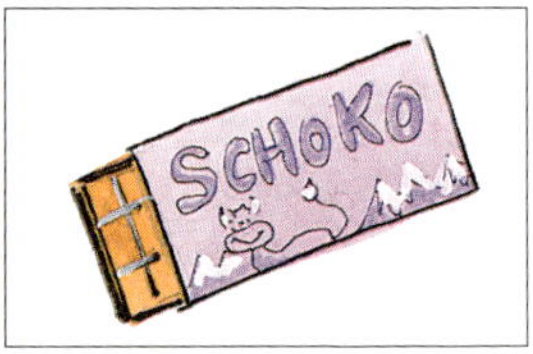

Kohlenhydrate sind aber nicht gleich Kohlenhydrate. Sie werden nach der Aufnahmegeschwindigkeit in den Organismus eingeteilt.

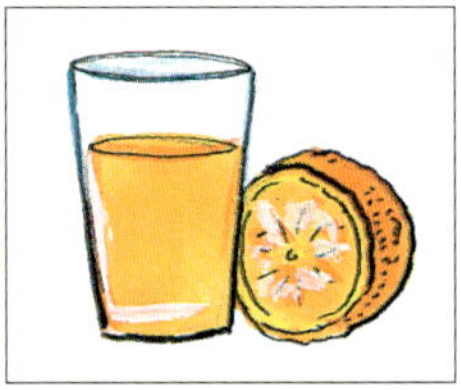

Kohlenhydrate, die rasch aufgenommen werden (z. B. Glukose, Fruktose = Einfachzucker, Saccharose = Zweifachzucker), sind vor allem der Haushaltszucker, der Zucker im Honig, Traubenzucker oder der Zucker in Fruchtsäften.

Durch die rasche Aufnahme bringen sie dem Körper sehr schnell Energie, wie es zum Beispiel beim Sport erwünscht ist.

Sie haben aber den Nachteil, dass dadurch der Blutzuckerspiegel vorerst rasch ansteigt, aber auch wieder rasch abfällt. Das bedeutet dann, dass man bald wieder Hunger bekommt.

Besonders empfehlenswert sind Kohlenhydrate, die langsam aufgenommen werden (zum Beispiel Stärke = Mehrfachzucker) und noch dazu eine hohe Nährstoffdichte besitzen.

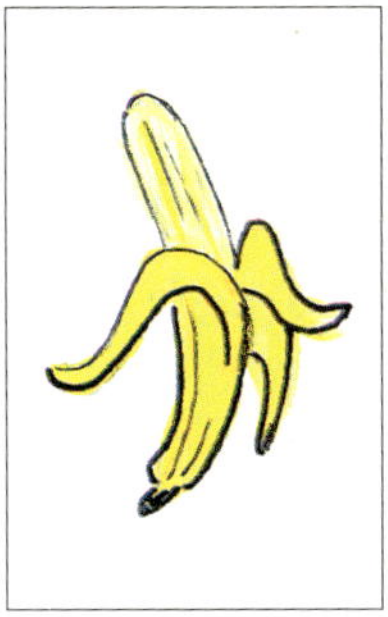

Das sind Obst, Gemüse und Vollkornprodukte. Diese Produkte beinhalten Kohlenhydrate, die langsam vom Körper aufgenommen werden, enthalten kaum Fett, aber reichlich Vitamine und Mineralstoffe.

Verzichtet man ganz auf Kohlenhydrate, hat das schwerwiegende Folgen.

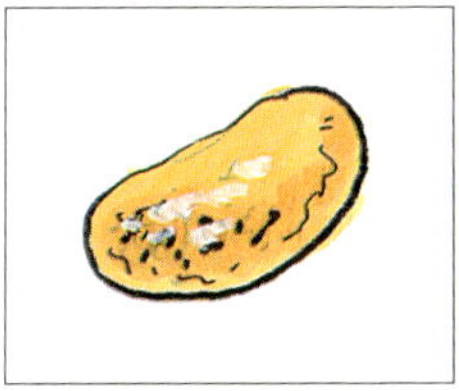

Wenn man vor eine sportlichen Betätigung keine Kohlenhydrate isst, muss man mit Schwindel, Kraftlosigkeit und sehr eingeschränkter Leistung rechnen.

<u>Auch in der Gewichtsreduktion gilt:</u>
Mehr Kohlenhydrate essen, aber die richtigen!

Zucker, Honig, Süßigkeiten sollten nicht gänzlich vom Speiseplan gestrichen werden.

Die Folge wären Heißhungerattacken auf Süßes. Das Kind muss lernen, mit diesen Produkten richtig umzugehen.

Kohlenhydrate, die der Körper nicht braucht, werden in gesättigte Fettsäuren umgewandelt und im Körper als Depotfett gespeichert.

Bei dieser Umwandlung von Kohlenhydraten zu Fett geht aber rund ein Drittel der Energie verloren.

Kohlenhydratgehalt verschiedener Nahrungsmittel

Nahrungsmittel pro 100 g	*Kohlenhydrate insgesamt g*	*Einfachzucker g*	*Zweifachzucker g*	*Mehrfachzucker g*	*Ballaststoffe g*
Schokolade . .	68,0	+	64,0	4,0	3,8
Rosinen	65,0	63,7	1,3	0	6,4
Haferflocken . .	61,2	0	1,0	60,2	6,7
Dörrzwetschken	44,6	25,6	19,0	0	8,5
Semmel.	53,0	0,2	0,2	52,6	1,9
Vollkornbrot. . .	40,4	0,1	0,4	39,9	8,6
Reis, gekocht . .	26,0	0,1	0	25,9	0,5
Eis (Cremeeis) .	20,0	0	20,0	0	0
Kartoffeln	17,0	0,4	0,3	16,3	2,3
Banane	12,7	5,7	5,1	1,9	2,3
Apfel	9,1	6,4	2,3	0,4	2,3
Marille	8,3	2,7	5,6	0	1,9
Orangensaft . . .	7,9	3,1	4,8	0	1,1
Limonade	6,0	5,8	0,2	0	0

Zu den unverdaulichen Kohlenhydraten zählen die

Ballaststoffe.

Sie können, wenn überhaupt, nur zum Teil vom menschlichen Körper verwertet werden. Sie werden mit dem Stuhl ausgeschieden und sorgen so für eine geregelte Verdauung.

Sie quellen im Magen-Darm-Trakt auf, indem sie sich mit Wasser vollsaugen. Dadurch vergrößert sich das Volumen des Darminhaltes, und die Verdauung wird beschleunigt. Genügend Ballaststoffe und genügend Flüssigkeit verhindern Verstopfung.

Sie haben aber auch noch andere beträchtliche Vorteile: Sie sättigen, da sie die Magenentleerung verzögern. Außerdem isst man zumeist auch weniger Kalorien, wenn man ballaststoffreiche Lebensmittel isst, da durch sie die Energiedichte der Nahrung herabgesetzt wird.

Für Kinder empfiehlt sich die Zufuhr von 12,5 g Ballaststoffen pro 1.000 kcal.

Ballaststoffreich sind vor allem:

Weizenkleie, Vollkornprodukte, Obst, Gemüse, Salat.

Vitamine und Mineralstoffe

Vitamine und Mineralstoffe liefern keine Energie, haben aber lebenswichtige Funktionen im Stoffwechsel.

Die Vitamine A, D, E und K sind fettlöslich. Sie werden nur unter Anwesenheit von Fett in den Organismus aufgenommen. Vitamin A ist sehr wichtig für die Augen und die Widerstandsfähigkeit von Haut und Schleimhäuten.

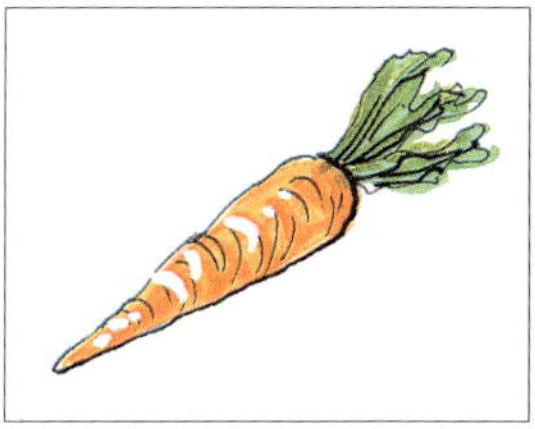

Vitamin A kommt in Lebertran, Leber und Karotten vor.

Vitamin D ist genauso wie Kalzium für den Knochenaufbau unersetzbar. Es fördert die Aufnahme von Kalzium und Phosphat aus dem Darm und die Bildung von Knochensubstanz.

Mangel an Vitamin D ruft bei Kindern eine Verformung von Knochen, Beinen und Brustkörben hervor. Bekannt ist dieser Mangel unter dem Begriff Rachitis (= Deformierung der Knochen).

Wenn sich das Kind ausreichend im Freien aufhält, sind diese Mangelerscheinungen fast unmöglich, da das Vitamin D nach längerem Aufenthalt im Freien auch in der Haut gebildet werden kann. Ausschließlich Säuglingen muss man Vitamin-D-Präparate zufüttern, da auch die Muttermilch für eine bedarfsgerechte Deckung nicht ausreicht.

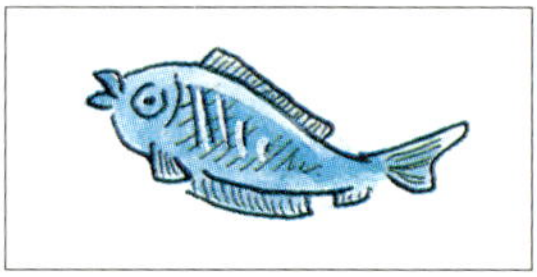

Vitamin-D-reiche Nahrungsmittel sind Lebertran, Eigelb, Fisch, Leber und Milch.

Vitamin E ist, wie die Vitamine C und A, ein Antioxidans, das heißt, es schützt sauerstoffempfindliche Substanzen im Organismus und ist deshalb in Bezug auf die Krebsvorbeugung unerlässlich. Vitamin-E-reich sind Pflanzenöle, Nüsse und Getreide.

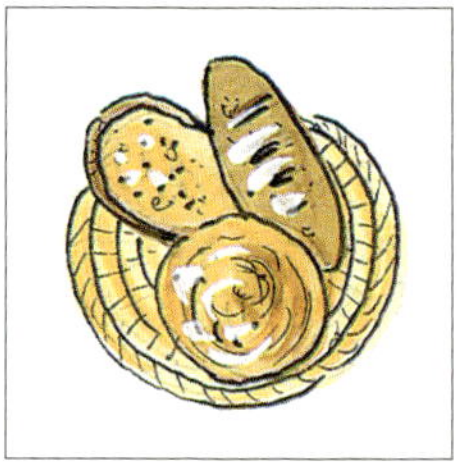

Zu den wasserlöslichen Vitaminen zählen die Vitamine der B-Gruppe und das Vitamin C.

Das Vitamin C gilt als wichtiges Schutzvitamin gegen Infektionskrankheiten. Es verbessert auch die Eisenaufnahme aus der Nahrung und beschleunigt den Heilungsprozess von Wunden und Knochenbrüchen. Vitamin C ist vor allem in Sanddorn, Johannisbeeren, Hagebutten, Paprika, Zitrusfrüchten, Erdbeeren und Broccoli enthalten.

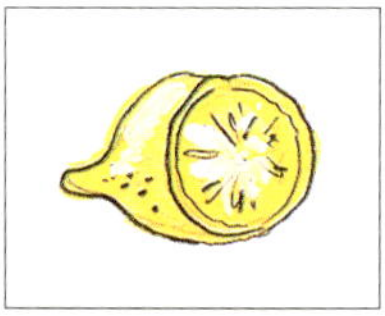

Besonders wichtig für Kinder ist aber auch das Vitamin B1 (Thiamin), da ein Mangel für Müdigkeit, allgemeine Schwäche, Nervenstörungen, Gedächtnis- und Konzentrationsschwäche, Appetitlosigkeit und Infektionsanfälligkeit verantwortlich ist.

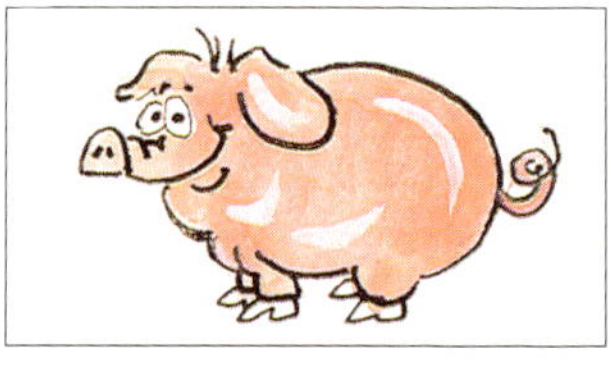

Thiaminreich sind Hefe, Weizenkeimlinge, Sojaschrot, Leber und Schweinefleisch.

Bei den **Mineralstoffen** unterscheidet man zwischen den *Mengenelementen* Kalzium, Natrium, Kalium, Chlor, Phosphor und Magnesium und den *Spurenelementen* Eisen, Kupfer, Jod, Mangan, Zink, Selen und Fluor.

Mineralstoffe sind für den Aufbau des Körpers unentbehrlich.

Kalium ist für die Erregbarkeit der Zellen verantwortlich und ist Bestandteil der Verdauungssäfte des Magen-Darm-Traktes.

Natrium ist wiederum unentbehrlich für die Regelung des Wasserhaushaltes. Es hat die Eigenschaft, Wasser im Körper zurückzuhalten. Nimmt man zuviel Natrium auf, zum Beispiel durch stark gesalzene Speisen, wird das Blutvolumen unnötig vergrößert, und der Blutdruck steigt.

Ein besonders wichtiger Mineralstoff ist das Kalzium. Kalzium ist unerlässlich für die Bildung von Knochen und Zähnen. Die besten Kalziumquellen in jedem Lebensalter sind fettarme Milch und Milchprodukte.
Vitamin D steigert die Aufnahme von Kalzium in den Organismus, Oxalat (im Spinat) oder auch Phosphat hemmt die Aufnahme.
Die strenge Form des Vegetarismus, die veganische Ernährungsform, bei der auch Milch und Milchprodukte verboten sind, ist aus diesem Grund für Kinder strikt abzulehnen, auch alle anderen Formen von »Alternativernährung«, die auf Milch und Milchprodukte gänzlich verzichten.
Kinder, die keine Milch vertragen, da sie unter einer Milchzuckerunverträglichkeit (Laktoseintoleranz) leiden, sollten alle Lebensmittel, die Milch als Zutat enthalten (zum Beispiel Schokolade, Milchbrot) meiden.
Auch viele Fertigdesserts (vorwiegend Cremespeisen), Speiseeis und Pralinen enthalten Milch und dürfen daher nicht gegessen werden. Sauermilchprodukte werden erfahrungsgemäß gut vertragen. Zu den Sauermilchprodukten gehören Joghurt, Sauermilch und Kefir. Auch Topfen wird gut vertragen.

Besonders wichtig ist auch das Eisen. Eisen ist Bestandteil des Blutfarbstoffes und somit am Transport von Sauerstoff im Blut beteiligt. Ein Eisenmangel beeinträchtigt die körperliche Leistungsfähigkeit, erhöht die Infektionsanfälligkeit und kann zu Verhaltensstörungen führen. Wird über längere Zeit zu wenig Eisen mit der Nahrung aufgenommen, entsteht eine chronische Eisenmangelanämie, die weltweit eine der häufigsten Mangelerscheinungen ist. Eisenmangel oder Eisenmangelanämie kommt besonders im 2. Lebensjahr und in der Pubertät vor.

Wichtig ist auch, dass Eisen aus pflanzlichen Lebensmitteln wie Getreide oder Gemüse nur zu 10 Prozent, aus tierischen Produkten jedoch zu 30 Prozent verwertet werden kann.

Kombiniert man beide Lebensmittel, verdoppelt sich die Ausnutzung, das heißt in der Praxis, Fleisch fördert die Eisenresorption aus pflanzlicher Nahrung. Die Eisenaufnahme aus pflanzlichen Lebensmitteln kann auch durch die Kombination mit Vitamin-C-reichen Lebensmitteln verbessert werden.

Wichtig ist:

Eine bedarfsgerechte Ernährung kann nur durch eine abwechslungsreiche Mischkost mit einem hohen Anteil an Obst, Gemüse und Vollkornprodukten erreicht werden. Täglich sollten Milch oder ein Milchprodukt und eine kleine Portion mageres Fleisch oder Fisch gegessen werden.

3. Flüssigkeitszufuhr – wieviel und was soll das Kind trinken?

Ernährung bedeutet nicht nur, genügend und das Richtige zu essen, sondern auch ausreichend zu trinken.

Besonders Kinder haben pro Kilogramm Körpergewicht einen viel höheren Flüssigkeitsbedarf als Erwachsene.

Außerdem muss man, wenn man weniger isst, mehr trinken, da bei einer verringerten Nahrungsaufnahme auch das in den Lebensmitteln enthaltene Wasser fehlt.

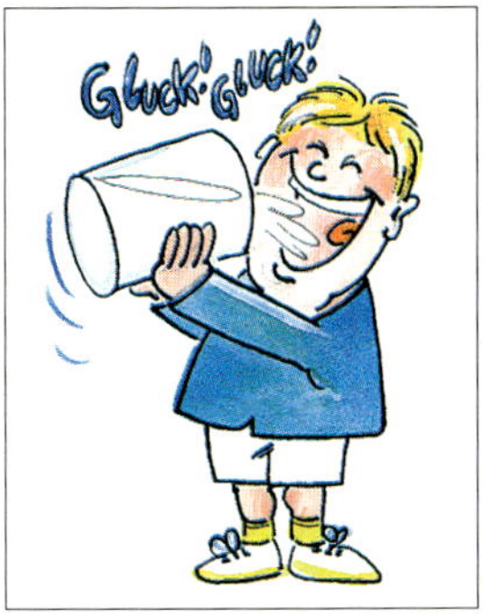

Auch nimmt das Oxidationswasser im Organismus, das durch den Abbau der Nährstoffe Eiweiß, Fett und Kohlenhydrate entsteht, ab. So entstehen aus 100 g Fett ca. 107 ml, aus 100 g Eiweiß 41 ml und aus 100 g Kohlenhydraten 55 ml Oxidationswasser. Andererseits entstehen aber beim Abnehmen mehr harnpflichtige Substanzen, für deren Ausscheidung wiederum Flüssigkeit benötigt wird.

Empfohlene Flüssigkeitszufuhr für Kinder

Alter	*Gesamtwasseraufnahme*	*Oxidationswasser*	*Wasserzufuhr durch Getränke*	*Wasserzufuhr durch feste Nahrung*
	ml/Tag	*ml/Tag*	*ml/Tag*	*ml/Tag*
1 bis 3 Jahre	1550	150	950	450
4 bis 6 Jahre	1900	200	1100	600
7 bis 9 Jahre	2000	250	1100	650
10 bis 12 Jahre	2200	250	1200	750
13 bis 14 Jahre	2400	300	1300	800

(DGE-Empfehlung)

Wird nun während der Gewichtsreduktion weniger feste Nahrung gegessen und damit auch weniger Oxidationswasser produziert, steigt damit automatisch der Wasserbedarf durch Getränke. Eine Steigerung der Wasserzufuhr durch Getränke auf 1,5 bis 2 Liter Flüssigkeit ist zu empfehlen.

Ein besonders hoher Flüssigkeitsbedarf entsteht bei Krankheit (Fieber, Durchfall, Erbrechen), bei Hitze und auch bei starker körperlicher Anstrengung.

Das Kind sollte nicht nur trinken, wenn es Durst verspürt, denn Durst ist kein sicheres Zeichen für den Wasserbedarf, da sich das Gefühl erst bemerkbar macht, wenn der Wassergehalt im Körper um 1 Prozent (0,6 Liter) abgenommen hat.

Wassergehalt in Nahrungsmitteln

Nahrungsmittel / 100 g	g Wasser
Gurke	96,7 g
Spargel	93,5 g
Wassermelone	92,8 g
Champignons	92,1 g
Karfiol	91,7 g
Erdbeeren	89,8 g
Karotten	89,3 g
Apfel	86,0 g
Orange	85,8 g
Birne	84,6 g
Kartoffeln	77,3 g
Topfen	74,3 g
Fleisch, mager	71,6 g
Vollkornbrot	39,5 g
Emmentaler	35,2 g

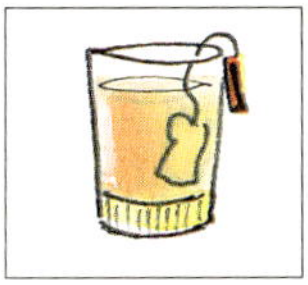

Als Getränke eignen sich am besten Kräuter- und Früchtetees, verdünnte Obst- und Gemüsesäfte, kohlensäurearme Mineralwässer und natürliches Leitungswasser.

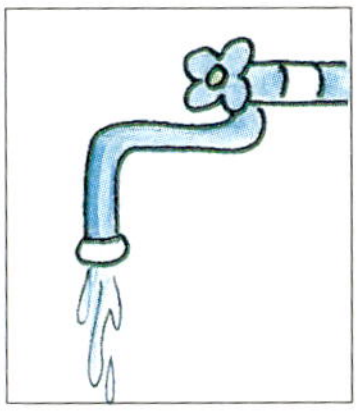

Achten Sie bei Limonaden auf den Zuckergehalt und damit den zumeist hohen Kaloriengehalt. Milch gilt nicht als Durstlöscher, sondern als Nahrungsmittel. Ungeeignet als Durstlöscher sind auch koffeinhältiger Kaffee, schwarzer Tee, koffeinhältige Limonaden und alkoholische Getränke.

Wichtig ist:
Viel trinken, aber keine unnötigen Kalorien.

Energiegehalt verschiedener Getränke

Getränke / Portion	kcal
Heiße Schokolade, 1 Tasse	216
Kakao, gezuckert, 3,6 % Fett, 1/4 l	205
Vollmilch, 1/4 l	168
Kakao, gezuckert, 1 % Fett, 1/4 l	163
Cola-Getränk, 1/4 l	115
Orangen-Fruchtnektar, 1/4 l	108
Apfel-Fruchtnektar, 1/4 l	103
Apfelsaft, 1/4 l	93
Orangensaft, 1/4 l	93
Karottensaft, 1/4 l	35
Tee, gezuckert, 1 Tasse	27
Cola-Getränk, kalorienarm, 1/4 l	8
Mineralwasser	0
Leitungswasser	0
Tee, ungezuckert, 1 Tasse	0

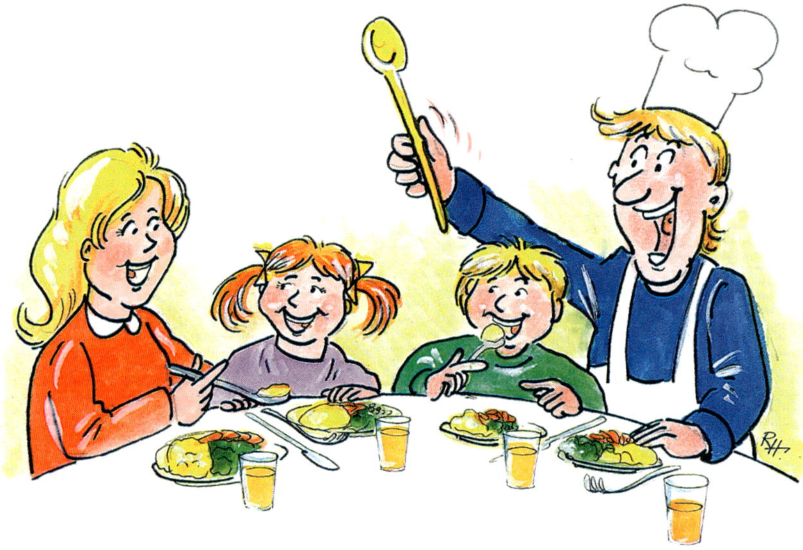

Essen als Gemeinschaftserlebnis

Was manche Eltern nicht glauben wollen: Das Kind weiß oft selbst am besten, wieviel Essen es braucht und wann es genug hat.

Sicher, es ist nervtötend, wenn man Stunden in der Küche verbracht hat, um dem Kind etwas »Besonderes« zu bieten, und der Junior dann gelangweilt den Teller wegschiebt oder lustlos im Essen herumstochert. Die Kekse, Schnitten und Schokolade hat er jedoch vorher mit großem Appetit verzehrt.

Hier lohnt es sich, das gemeinschaftliche Essverhalten der Familie zu überprüfen.

Nehmen sich vielleicht andere Familienmitglieder keine Zeit zum Essen und »naschen« auch nur immer so zwischendurch? Kann das Kind in gewissem Grad seine Speisen selbst aussuchen? Verläuft das gemeinsame Essen in angenehmer Atmosphäre?

Tischsitten und Esskultur gehören zum Essen einfach dazu. Doch auch diese müssen von den Kindern erlernt werden. Eltern haben hier eine wichtige Vorbildfunktion.

Es lohnt sich daher – anhand der folgenden Punkte – die »Esskultur« der Familie zu überprüfen:

- Gemeinsam in der Familie zu essen, wird meist sehr positiv erlebt. Viele berufstätige Eltern können mittags nicht mit ihren Kindern essen. Umso wichtiger ist dann das gemeinsame Abendessen im Familienkreis.

- »Kinder haben bei Tisch still zu sein« – dieser Satz gehört Gott sei Dank der Vergangenheit an. Tischgespräche sind Teil einer angenehmen Atmosphäre. Wer will schon schweigend sein Mahl in sich hineinlöffeln? Aber Probleme und Streitigkeiten sollten nach Möglichkeit nicht während der Mahlzeiten besprochen werden.

- Spielen, Lesen, Fernsehen sind tabu während des Essens – auch für die Eltern!

- Kinder sollten sich ihren Teller möglichst selbst anrichten können. Zumindest sollte es ihnen möglich sein, die Mengen der einzelnen Speisen selbständig zu bestimmen. Reichliches Essen oder Nahrungsverweigerung bei einer Mahlzeit sind weder Grund für Lob oder Tadel. Gerade im Rahmen des »Schlank-ohne-Diät«-Programms wäre dem Kind für eine gezielte und bewusste Nahrungsmittelauswahl besondere Anerkennung zu zollen. »Ausrutscher« sollten eher »übersehen« werden.

- Erwachsene und Kinder sollten ihre Nahrungsaufnahme möglichst so organisieren, dass diese auf fünf Mahlzeiten pro Tag aufgeteilt wird. Davon sollte zumindest eine Mahlzeit als »Gemeinschaftserlebnis« in der Familie stattfinden.

- Süßigkeiten nie als Belohnung oder Trostpflaster einsetzen. Haben Kinder einmal gelernt, sich mit Schokolade oder ähnlichem zu belohnen oder zu trösten, werden sie dies auch im Erwachsenenalter tun.

- Essen darf auch nicht als Druckmittel benutzt werden. Als Belohnung oder Strafe eingesetzt, erhält es einen besonderen Stellenwert, der zur falschen Einstellung der Ernährung gegenüber führen kann.

- Auch nach dem gemeinsamen Essen gibt es einige Punkte zu beachten: Bewegung ist gut und verdauungsfördernd, Sport unmittelbar nach dem Essen aber schlecht.

Der ideale Speiseplan

Für eine regelmäßige Versorgung des Körpers mit Energie und Nährstoffen sollte das Kind mindestens fünf kleine Mahlzeiten über den Tag verteilt essen. Kleine Zeitabstände zwischen den Mahlzeiten verhindern Heißhungergefühle und gewährleisten auch, dass das Kind aufgrund seines »großen« Hungers nicht zu viel isst. Große Portionen belasten den Verdauungstrakt und wirken leistungsmindernd. Das Kind ist voll, müde und träge.

Frühstück

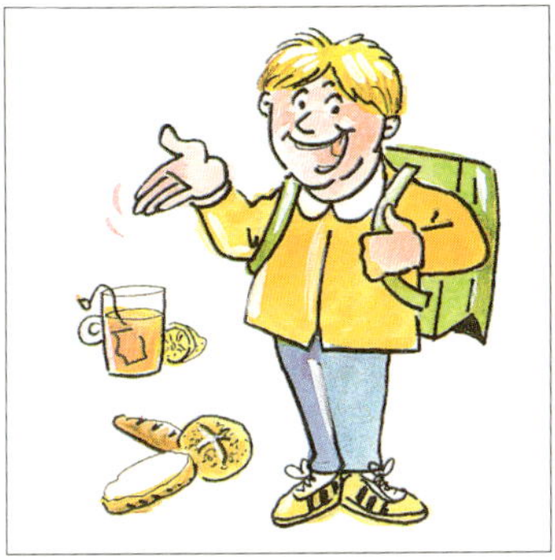

Das Frühstück sollte einen guten Start in den neuen Tag gewährleisten. Die Energiereserven, die während der Nacht vermindert oder verbraucht wurden, sollten wieder aufgefüllt werden.

Man muss aber auch auf persönliche Vorlieben des Kindes Rücksicht nehmen. 20 Prozent der Gesamttages-Nahrungsenergie sollten bereits zum Frühstück gegessen werden.

Es gibt aber Kinder, die in der Früh nichts oder nur wenig essen. Diese Kinder sollten zumindest ein Milchprodukt (Magermilch, Kakao aus Magermilch) konsumieren. Dementsprechend reichhaltig muss aber danach die Jause am Vormittag gestaltet sein.

<u>Besonders geeignet für das Frühstück sind:</u>

- Tee, Müsli mit Joghurt und Früchten
- Kakao aus Magermilch, Schinkenbrot oder Käsebrot
- Kräutertee, Vollkornbrot mit Topfenaufstrich

Vormittagsjause

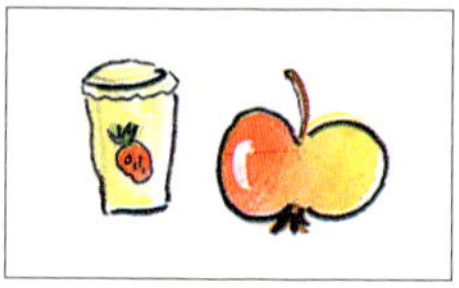

Frühstück und Vormittagsjause zusammen sollten etwa ein Drittel der täglichen Energie liefern. Die Jause am Vormittag verhindert einen Leistungsabfall und sollte daher »größer« ausfallen als die Jause am Nachmittag.
Aus dem Bereich der Schuljause kennt man aber die Diskrepanz zwischen wünschenswerter und tatsächlicher Zufuhr: Empfohlen werden Vollkornbrot mit Magertopfen und Schnittlauch, Apfel und Schulmilch, gegessen werden aber bevorzugt Extrawurstsemmel, Butterbrot und Kipferl.

Schulbuffets sind zumeist nach den Wünschen der Kinder ausgerichtet und lassen vom ernährungsphysiologischen Gesichtspunkt zu wünschen übrig. Statt des Geldes sollte dem Kind seine bedarfsgerechte Jause mitgegeben werden. Dabei muss auch die Verpackung stimmen. Aufgeweichtes Brot, fettes Papier, matschiges Obst ist für die Kinder nicht ansprechend.

Besonders geeignet sind:

- Fruchtjoghurt, 1 Birne / Apfel
- Apfelburger (Apfel halbieren und mit dünner Scheibe Vollkornbrot, 1 dünnen Scheibe Schinken und 1 dünnen Scheibe Käse füllen)
- 1 Kakao aus Magermilch, 1 Mischbrot mit Käse, 1 Karotte, 1 Radieschen

Mittagessen

30 Prozent der Gesamttagesenergie sollte zum Mittagessen konsumiert werden. Empfehlenswert sind 2 Gänge: ein Hauptgericht mit wahlweise einer Suppe oder einer Nachspeise.

Als Suppen eignen sich alle Varianten von Gemüsesuppen, anstelle von Einbrenn oder Einmach sollte man einen Teil der Einlage mit einem Mixstab pürieren, damit spart man einiges an Energie ein.

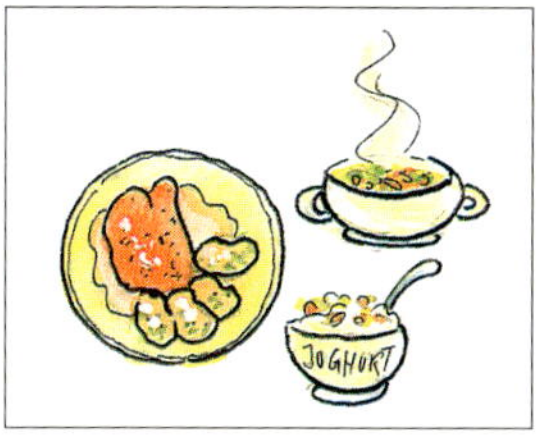

Auch wenn das Kind Gewichtsprobleme hat, sollte man auf die persönlichen Vorlieben Rücksicht nehmen.

Wichtig ist jedoch bei den Hauptspeisen, dass sie richtig zubereitet werden. Zubereitungsmethoden wie Fritieren oder Backen sind ungeeignet. Gemüsegerichte können mit magerem Käse aufgewertet werden, da dieser viel Eiweiß und Kalzium liefert.

Nudelgerichte auf Vollkornbasis stoßen oft auf vehemente Ablehnung, obwohl Nudeln an sich gerne gegessen werden. Allein die braune Farbe der Vollkornnudeln ist für Kinder nicht ansprechend. Hier kann man Vollkornnudeln auf Hirsebasis anbieten, da diese eine helle Farbe haben.

Nachspeisen eignen sich ideal als »Nährstoff-Ergänzer«. Mit frischem Obstsalat kann man Kindern, die vielleicht nicht gerne Gemüse essen, ihre benötigten Vitamine, Mineralstoffe und Ballaststoffe servieren. Trinken Kinder nicht gerne Milch, kann dieses Defizit durch entsprechende Topfen- und Joghurtcremes als Nachtisch ausgeglichen werden. Selbst hartnäckige Milch- und Milchprodukte-Verweigerer genießen solche Cremen, wenn sie mit Gelatine etwas verfestigt wurden und als Figuren (zum Beispiel Backförmchen in Bärenform) serviert werden.

Man sollte nicht vergessen, dass Kinder mit »den Augen essen«.

Schön dekorierte Speisen, bunte Teller, getrennt servierte Hauptspeisen und Beilagen, lustige Figuren aus Gemüse helfen mit, das Abnehmen und damit die geringe Energiezufuhr zu erleichtern. Den Kindern sollte das »Weniger Essen« oder auch »Anders Essen« Spaß machen.

Besonders geeignet sind:

- Gemüsesuppe
  Hühnerbrust, gebraten mit Reis und gemischtem Salat
- Putenschnitzel natur, Petersilienkartoffeln
  Joghurtcreme mit frischen Früchten
- Hirsespaghetti mit Tomatensauce
  Fruchtsalat

Nachmittagsjause

Auch die Nachmittagsjause sollte vom bisher Gegessenen abhängen. Besonders eignen sich Obst, Gemüse, aber auch Milchprodukte. Diese Mahlzeit sollte aber eher klein ausfallen und höchstens 10 Prozent der Tagesenergiezufuhr liefern.

- Milch / Milchprodukte
- frisches Obst
- Topfencreme

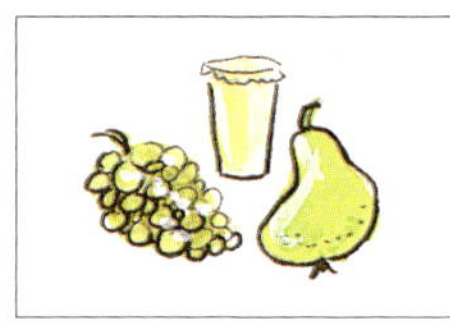

Abendessen

Die restlichen 25 Prozent der Tagesenergie sollten durch das Abendessen gedeckt werden.
Das Abendessen sollte nun (ergänzend) so gewählt werden, daß folgende Tagesempfehlungen erfüllt werden:

- mindestens einmal pro Tag Getreide oder ein Getreideprodukt
- mindestens einmal pro Tag Milch oder ein Milchprodukt
- mindestens einmal pro Tag Gemüse
- mindestens einmal pro Tag Obst
- mindestens einmal pro Tag mageres Fleisch oder Fisch

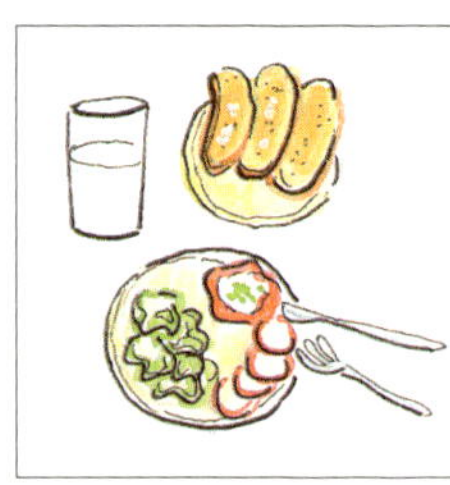

Man muss aber auch berücksichtigen, dass die Abendmahlzeit nicht zu sehr belastend wirkt. Ein voller Bauch studiert nicht nur nicht gern, sondern er schläft auch nicht besonders gut.

Naschen

Kinder essen besonders gerne Süßes. Von den vier Geschmacksempfindungen – süß, sauer, bitter, salzig – wird der süße Geschmack von den meisten Kindern am angenehmsten empfunden. Dieser Umstand ist natürlich auch den Erwachsenen klar, und sehr oft werden Süßigkeiten als Belohnung eingesetzt. »Weil Du heute so brav warst, bekommst Du von mir ein Eis« und »Für diese gute Schulnote gibt es eine Tafel Schokolade« stellen für das Kind eindeutig die Verbindung zwischen »Naschereien« und »Belohnung« her. Wenn sich nun das Kind unglücklich fühlt oder sich aus anderen Gründen etwas Gutes tun möchte, greift es zu Süßigkeiten.

Natürlich sollte man das »Naschen« nicht gänzlich verbieten, aber es wäre wichtig, damit verantwortungsbewusst umzugehen. Süßes sollte nicht wahllos konsumiert werden. Ein kleiner süßer Nachtisch nach einer Hauptmahlzeit stillt meist das Verlangen nach Süßspeisen, fällt aber – da man ja relativ satt ist – von der Kalorienmenge her bedeutend günstiger aus, als wenn man sich hungrig an Süßigkeiten heranmacht. Auch gänzlicher Verzicht auf Naschereien kann unangebracht sein, da dies bei vielen Menschen »Heißhunger« auslösen kann. In solchen Phasen werden dann meist sehr unkontrolliert zuckerhaltige Nahrungsmittel konsumiert – ein Verhalten, das nicht erstrebenswert ist.

Es gibt aber auch Alternativen zu den herkömmlichen Naschereien. So eignen sich zwischendurch Trockenfrüchte, Bananenchips oder Nüsse und Rosinen als Ersatz.
Achtung aber: Auch sie enthalten beträchtliche Energiemengen, jedoch auch sehr viele Vitamine und vor allem eine große Menge an Mineralstoffen.

Energiegehalt von Naschereien	*kcal / pro 100 g*
Erdnüsse, geröstet	619 kcal
Kartoffelchips	582 kcal
Milchschokolade	541 kcal
Ananas, getrocknet	300 kcal
Datteln, getrocknet	294 kcal
Feige, getrocknet	289 kcal
Rosinen	286 kcal
Bananenchips	281 kcal
Apfel, getrocknet	276 kcal
Marille, getrocknet	268 kcal
Fruchteis	134 kcal

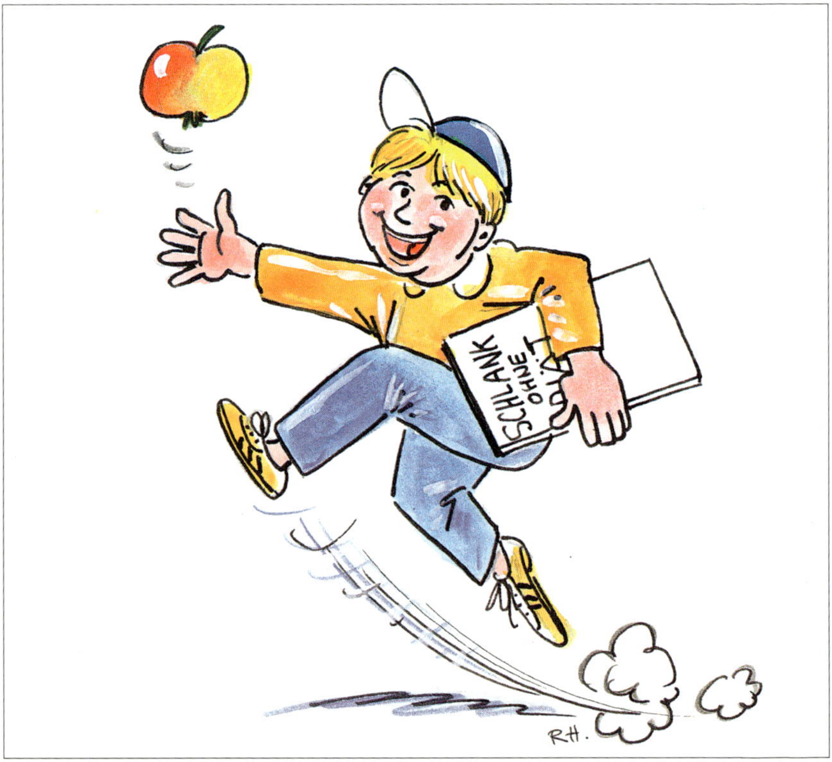

»Schlank ohne Diät« – das Grundprinzip

»Schlank ohne Diät« hat sich als Methode zum Abnehmen bei Erwachsenen und Jugendlichen bestens bewährt. Nicht so sehr deshalb, weil man damit besonders rasch an Gewicht verlieren kann, sondern vor allem wegen der Dauerhaftigkeit des einmal erzielten Erfolges. Tatsächlich ist ja oft das Abnehmen gar nicht so schwer, soferne man seine eigenen Beweggründe dafür hat – aber mit dem Beibehalten des verringerten Gewichts sieht es bereits anders aus. Davon leben die »Reis-Kuren«, »Kartoffel-Diäten«, »Eier-Tage« oder wie sie alle heißen mögen. Bei konsequenter Befolgung kann man tatsächlich auf der Waage beobachten, wie der Zeiger immer weniger weit ausschlägt. Was geschieht aber nach den mühevollen Tagen des Entbehrens, der einseitigen Ernährung, die man allmählich kaum noch verkraften konnte? Endlich wieder »normal« essen! Und man hat einen Nachholbedarf, den man gleich durch eine etwas vermehrte Nahrungsaufnahme ausgleicht. Die Waage ist im Moment uninteressant, da man sich ja dessen bewusst ist, abgenommen zu haben. Aber wenige Wochen später: Die verlorenen Kilogramm wurden wieder zugenommen, vielleicht sogar mehr als man früher auf die Waage brachte. Eine neuerliche »Diät« soll Abhilfe bringen. Das Spiel beginnt von vorne . . .
In Extremfällen wiederholt sich dieser Vorgang solange, bis sich nicht einmal mehr die kurzfristigen Erfolge einstellen und sich mitunter massive Essstörungen entwickelt haben.
Es liegt auf der Hand, dass aus wissenschaftlicher Sicht derartige »Diäten« nicht zu empfehlen sind und sich schon gar nicht dafür eignen, wenn Kinder abnehmen wollen. Gerade bei Kindern ist zu berücksichtigen, dass sie immer wieder Wachstumsschübe haben, in denen sich eine extreme oder einseitige

Diät im Sinne einer Mangel- oder Unterernährung sehr schlecht auswirken könnte. Außerdem sind Diäten für viele Menschen äußerst lästig, und dies trifft besonders für Kinder zu.

Mit »Schlank ohne Diät« wurde eine Methode gefunden, von diesen »Crash-Kuren« wegzukommen, trotzdem eine Gewichtsabnahme zu erzielen und vor allem das einmal erreichte Gewicht auch langfristig beibehalten zu können. Es geht dabei nicht um eine möglichst rasche und drastische Gewichtsreduktion, sondern um eine langsame und nachhaltige Umstellung des Ernährungs- und Lebensstils. Diese Umstellung umfasst viele Bereiche, nicht nur das Essen. Einstellungen zur körperlichen Bewegung, zum eigenen Körper und zur Lebensweise sollen geändert werden.

Klienten, die mit dem »Schlank-ohne-Diät«-Programm abnehmen wollen, treffen sich in der Regel in Gruppen mit etwa 10 Teilnehmern. Einmal wöchentlich soll in diesen Gruppen die Gelegenheit bestehen, die Fortschritte oder Probleme im Zusammenhang mit der Gewichtsabnahme zu besprechen. Speziell für das Programm ausgebildete Expertinnen oder Experten aus dem Gesundheitsbereich, Ärzte, Ernährungswissenschaftler, Psychologen, leiten diese Gruppen und versuchen vor allem folgendes zu vermitteln:

- Teilnehmer sollen lernen, ihr eigenes Essverhalten genau kennenzulernen: Wie häufig am Tag werden Hauptmahlzeiten und Zwischenmahlzeiten aufgenommen? Orientiert man sich vorwiegend am Hunger, oder lässt man sich auch durch andere Umstände zum Essen verleiten? Was wird gegessen? Wieviel Energie – sprich Kalorien – wird dabei aufgenommen?
- Im Rahmen des »Schlank-ohne-Diät«-Programms sollen auch die körperlichen Aktivitäten überprüft werden: Wie sieht die sportliche Betätigung aus? Versuche ich im Alltag jeder körperlichen Bewegung aus dem Weg zu gehen? Wieviele

Kalorien könnten durch zusätzliche Bewegung verbraucht werden?

- Es ist auch nicht unwesentlich, die Ess-Sitten etwas zu beleuchten: Nimmt man sich für das Essen ausreichend Zeit? Wird häufig sehr hastig gegessen? Entstehen »Ernährungssünden« durch falsches Einkaufen?

Mit all diesen Fragen befassen sich »Schlank-ohne-Diät«-Teilnehmer mindestens 10 Wochen lang – ein Zeitraum, der dazu geeignet scheint, eine Ernährungs- und Lebensstilumstellung zu bewirken.

Für die Analyse des eigenen Ernährungs- und Bewegungsverhaltens stehen den Klienten sogenannte Protokollkarten zur Verfügung. Auf diesen wird nicht nur jedes konsumierte Nahrungsmittel und Getränk eingetragen, sondern es werden auch die aufgrund der Programmteilnahme zusätzlich erbrachten Bewegungsaktivitäten festgehalten.

Mit Hilfe von Kalorientabellen werden sowohl die durch Nahrung aufgenommenen Energiewerte als auch die durch zusätzliche Bewegung verbrauchten Kalorien bestimmt. Die »Bewegungsenergie« darf von der »Nahrungsenergie« abgezogen werden, wodurch die Klienten ihre Tagesenergiewerte erhalten. Nach einer Woche werden diese Tageswerte zusammengezählt, und der nunmehr errechnete Wochenkalorienwert wird zu einer eventuellen Gewichtsveränderung in Beziehung gesetzt. Hat der Klient nicht abgenommen, weiß er, dass sein Wochenwert noch zu hoch ist. Um seinen Wochenwert zu verringern, kann er versuchen, beim Essen mehr aufzupassen, um so Kalorien einzusparen, mehr Bewegung zu machen, um so mehr Energie zu verbrauchen, um sich dadurch einen größeren »Abzugsposten« zu verschaffen, oder beide Möglichkeiten miteinander kombinieren. Auch das Einhalten von sogenannten »Verhaltensregeln«, um seine Ess-Sitten etwas umzustellen, kann in diesem Zusammenhang helfen.

Auf diese Art und Weise sollen die »Schlank-ohne-Diät«-Teilnehmer anstreben, pro Woche durchschnittlich ein halbes Kilogramm abzunehmen. Jemand, der also vorhat, 10 Kilogramm Körpergewicht zu verlieren, wird sich seinen Terminkalender zur Hand nehmen und zwanzig Wochen nach dem momentanen Datum einen Vermerk eingetragen, dass dies der Zeitpunkt ist, ab dem die gewünschte Gewichtsreduktion erreicht sein sollte.
Die Gruppenteilnahme dauert üblicherweise nur zehn Wochen, was in diesem Fall bedeutet, dass der Klient in der letzten Phase seines Abnehmens auf sich allein gestellt ist.
Dieser Effekt ist durchaus beabsichtigt, da das Programm davon ausgeht, in zehn Sitzungen das nötige Rüstzeug vermitteln zu können, die Methode in Eigenregie fortzusetzen.
Außerdem hat sich der Klient in der Regel bereits in seinem Ernährungsverhalten und Lebensstil umgestellt, so dass es gar keiner besonderen Anstrengung mehr bedarf, weiter abzunehmen und später das gewünschte Gewicht beizubehalten.

»Schlank ohne Diät« für Kinder?

Warum soll eine Methode, die bei 60 bis 80 Prozent der erwachsenen Teilnehmer eine dauerhafte Gewichtsreduktion bewirkt, nicht auch bei Kindern funktionieren?
Nun, die Grundphilosophie bei *»Schlank ohne Diät« für Kinder* ist nicht anders als bei Erwachsenen: Vorerst sollen das eigene Essverhalten und sonstige mit dem Körpergewicht in Zusammenhang stehende Gewohnheiten überprüft werden. Diese neuen Erkenntnisse über sich selbst sollen dann dazu führen, sich da und dort ein wenig umzustellen und zu schauen, ob sich diese Veränderungen im Sinne einer Gewichtsreduktion bemerkbar machen. Sollte sich der gewünschte Effekt einstellen, wird man automatisch darin bestärkt, seine geänderten Gewohnheiten beizubehalten. Da diese Modifikationen meist gar nicht sehr gravierend sind, fällt es dann auch nicht schwer, diese in das Alltagsleben einzubauen und so dauerhaft den Gewichtsverlust beibehalten zu können.
Was ist aber doch anders beim Abnehmen der Kinder gegenüber Erwachsenen?
Vorerst ist zu berücksichtigen, dass Kinder in der Regel nicht ihre Mahlzeiten selbst zubereiten, sondern sie fix und fertig serviert bekommen. Nicht einmal über die Menge, die ihnen pro Mahlzeit angerichtet wird, können sie selbst entscheiden. Für Kinder, die keine Gewichtsprobleme haben, mag dies auch kein wirkliches Problem darstellen, denn wenn sie genug gegessen haben, lassen sie den Rest einfach übrig, und die Mutter wird das nächste Mal die Portion schon etwas kleiner gestalten. Übergewichtige Kinder orientieren sich jedoch häufig nicht an ihrem »Hunger«, sondern lassen sich leicht zum Essen verleiten. Sie essen dann von Speisen, die ihnen gut schmecken,

auch sehr große Portionen auf, weil sie es nicht schaffen, dieses »gute Essen« übrig zu lassen. Die Mutter wiederum wird glauben, dass der Bedarf an Nahrung bei ihrem Kind einfach so groß ist, und dementsprechend weiterhin große Portionen anrichten.

Zugegebenermaßen ist dies nur ein möglicher Grund, warum Kinder allmählich »Speck« ansetzen können, und es gibt noch tausend andere Ursachen dafür. Eines sollte jedoch bei diesem Beispiel deutlich werden: Die Nahrungsaufnahme steht gerade bei Kindern in engem Zusammenhang mit dem Verhalten der Familie und ist vor allem auch davon beeinflusst, was das Kind angeboten bekommt. Weiters darf man nicht vergessen, dass sich Kinder in allen Lebenslagen – und so auch beim Ernährungsverhalten – an ihren Vorbildern, ihren Eltern, Großeltern, Geschwistern usw. orientieren. Wenn sie beispielsweise merken, dass es die Großmutter ganz besonders schätzt, wenn das Enkelkind zwei große Stücke von der selbstgemachten Torte isst, wird das zweite Stück nicht nur deshalb gegessen, weil es schmeckt, sondern auch, um der Großmutter eine Freude zu bereiten und sich so deren Zuwendung zu sichern.

»Schlank ohne Diät« für Kinder kann daher nur unter Mitwirken der Eltern erfolgreich sein. Die Familie muss das abnehmwillige Kind unterstützen und es für sein Bemühen entsprechend loben oder belohnen.

Sollten erwachsene Familienmitglieder selbst schon daran gedacht haben, Gewicht abzunehmen, wäre dies ein besonders guter Zeitpunkt, gemeinsam das »Schlank-ohne-Diät«-Programm in Angriff zu nehmen. Das Abnehm-Set nach der Methode »Schlank ohne Diät« enthält alle notwendigen Unterlagen und kann im Buchhandel gekauft oder über den Kneipp-Verlag angefordert werden. Außerdem steht für Erwachsene auch ein »Computerprogramm« zur Verfügung, wo statt der Essens-/Bewegungskarten Aufzeichnungen auf einer selbstlernenden Datei festgehalten werden. Auch diese Abnehmhilfe kann über den Kneipp-Verlag und im Buchhandel bezogen werden.

»Schlank ohne Diät« für Kinder sieht natürlich etwas anders aus als das »Erwachsenen-Programm«. Ein großer Unterschied zwischen Kindern und Erwachsenen ist, dass Kinder noch wachsen können und daher auch bei Beibehalten ihres Gewichts jedoch unter Ausnutzung des Größerwerdens ein günstigeres Körpergewicht erzielen können.

Wenn ein Kind jedoch abnehmen möchte oder soll, wäre es sinnvoll – wie bei den Erwachsenen – im Durchschnitt ein halbes Kilogramm Gewichtsreduktion pro Woche anzustreben. Auch wäre es ideal, könnte dies in der Gruppe gemeinsam mit anderen Kindern unter Leitung einer Expertin / eines Experten geschehen. Genau wie bei den Erwachsenen würden sich solche Gruppen mit etwa zehn Kindern über zehn Wochen einmal wöchentlich eine Stunde treffen und die Teilnehmer ihre Erfahrungen austauschen sowie die nächsten Schritte diskutieren. Bietet sich diese Gelegenheit nicht – Kindergruppen sind schwieriger zusammenzustellen als Erwachsenengruppen – lässt sich das Programm auch ohne Gruppe verwirklichen, vor allem dann, wenn die Eltern die notwendige Unterstützung anbieten.

Wie bereits erwähnt, sollen die Grundelemente der »Schlank-ohne-Diät«-Methode auch beim »Kinderprogramm« vorkommen, allerdings in etwas veränderter Form.

Zur Analyse des eigenen Essverhaltens müssen Kinder nicht alle Nahrungsmittel auf Protokollkarten festhalten und deren Energiewert berechnen. Dies wäre für Kinder nicht nur zu aufwendig, sondern könnte auch kaum durchgeführt werden, da den Kindern oft die notwendigen Informationen über die vorgesetzten Speisen fehlen.

Einen gangbaren Weg zeigt der beigefügte Wochenpass.

- Bevor mit dem »Schlank-ohne-Diät«-Programm begonnen wird, füllen die Kinder gemeinsam mit den Eltern die »Alltagskarte« aus.

ALLTAGSKARTE

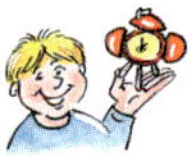	Frühstück				
	(Schul-)Jause				
	Mittagessen				
	Nachmittagsjause				
	Abendessen				
		Kreuze an, was auf dich zutrifft:			
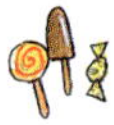	Süßigkeiten	❒ sehr viel	❒ viel	❒ etwas	❒ gar nicht
	kalorienreiche Getränke	❒ sehr viel	❒ viel	❒ etwas	❒ gar nicht
	Essen (Naschen) ohne Hunger	❒ sehr oft	❒ oft	❒ selten	❒ gar nicht
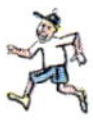	(Schul-)Turnen	❒ sehr fleißig	❒ fleißig	❒ nicht fleißig	❒ gar nicht
	Sport	❒ sehr viel	❒ viel	❒ etwas	❒ gar nicht
	Bewegung im Alltag	❒ sehr viel	❒ viel	❒ etwas	❒ gar nicht

Diese Alltagskarte stellt die Ausgangslage dar, hinsichtlich

- der üblicherweise konsumierten Mahlzeiten,
- sonstiger Ess- und Trinkgewohnheiten wie z. B. Naschen,
- körperliche Bewegung.

In die Alltagskarte wird anhand des vorangegangenen Tages eingetragen, was das Kind zum Frühstück isst und trinkt, wie die Schuljause aussieht, was zu Mittag, am Nachmittag und am Abend gegessen bzw. getrunken wird. Auch die übliche Menge der Nahrungsmittel (wie z. B. 2 Butterbrote oder 4 Stück Marillenknödel usw.) soll ungefähr angegeben werden.

Weiters soll eingeschätzt und auf der Alltagskarte entsprechend angekreuzt werden, ob regelmäßig viele oder wenige Süßigkeiten konsumiert werden, wie häufig kalorienreiche Getränke (Limonaden, süße Säfte, Milch, Kakao usw.) getrunken werden, und ob es vorkommt, dass gegessen wird, ohne Hunger zu haben, sondern um sich die Langeweile zu vertreiben oder von den Schulaufgaben abzulenken. Auch die Beteiligung am Schulturnen oder an der Gymnastik daheim, an nichtschulischen sportlichen Aktivitäten (z. B. in Sportvereinen) und die Bewegung in Alltagssituationen (z. B. Stiegensteigen statt Aufzug benützen, Bewegung beim Spielen machen anstatt faul vor dem Fernseher liegen) soll beurteilt werden.

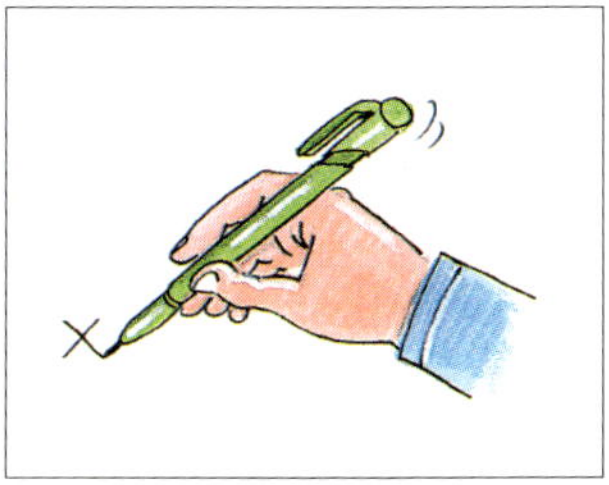

Das Ausfüllen der Alltagskarte ist vielleicht nicht ganz einfach, weil man sich nicht sicher ist, ob die angegebenen Nahrungsmittel tatsächlich den »durchschnittlichen Verzehr« treffen und ob man den Konsum von Süßigkeiten oder die Bewegungsaktivitäten richtig eingeschätzt hat. Zu berücksichtigen wäre, dass diese Alltagskarte eine grobe Richtlinie darstellen soll, anhand der sich das abnehmwillige Kind im Rahmen des »Schlank-ohne-Diät«-Programms orientieren wird.

Über zehn Wochen hinweg soll nämlich die »Wochenkarte« vom Kind selbst geführt werden.

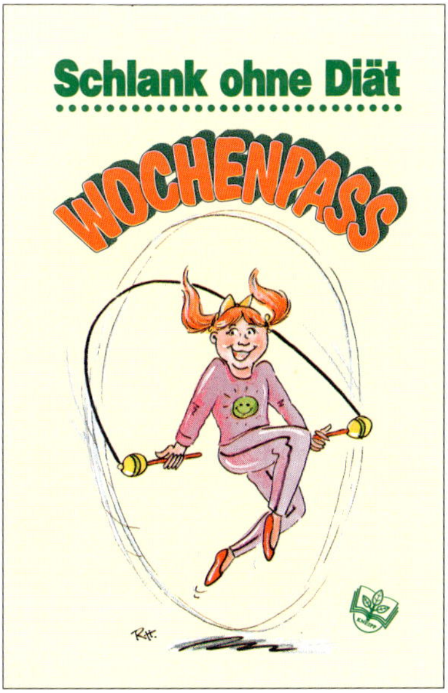

Die Wochenkarten im Wochenpass haben die gleiche Einteilung wie die Alltagskarte, nur dass das Kind nunmehr selbst beurteilen soll, ob es glaubt, sich im Sinne einer erwünschten Gewichtsreduktion vorteilhaft oder weniger vorteilhaft verhalten zu haben.

Je nachdem kann dann das Kind für sich einen Gutpunkt, einen Schlechtpunkt oder eine neutrale Null durch Ausmalen markieren (siehe nächste Seite).

Wochen-Anfangsgewicht:	Hast du einen Gutpunkt [+], Schlechtpunkt [–] oder »weder-noch« [0] erreicht? Entscheide selbst und male [+] grün, [–] rot und [0] gelb aus!							
	Datum:	MONTAG	DIENSTAG	MITTWOCH	DONNERSTAG	FREITAG	SAMSTAG	SONNTAG
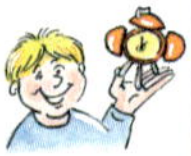	Frühstück	+ 0 –	+ 0 –	+ 0 –	+ 0 –	+ 0 –	+ 0 –	+ 0 –
	(Schul-)Jause	+ 0 –	+ 0 –	+ 0 –	+ 0 –	+ 0 –	+ 0 –	+ 0 –
	Mittagessen	+ 0 –	+ 0 –	+ 0 –	+ 0 –	+ 0 –	+ 0 –	+ 0 –
	Nachmittagsjause	+ 0 –	+ 0 –	+ 0 –	+ 0 –	+ 0 –	+ 0 –	+ 0 –
	Abendessen	+ 0 –	+ 0 –	+ 0 –	+ 0 –	+ 0 –	+ 0 –	+ 0 –
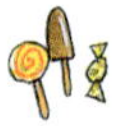	Süßigkeiten	+ 0 –	+ 0 –	+ 0 –	+ 0 –	+ 0 –	+ 0 –	+ 0 –
	kalorienreiche Getränke	+ 0 –	+ 0 –	+ 0 –	+ 0 –	+ 0 –	+ 0 –	+ 0 –
	Essen (Naschen) ohne Hunger	+ 0 –	+ 0 –	+ 0 –	+ 0 –	+ 0 –	+ 0 –	+ 0 –
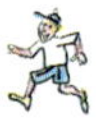	(Schul-)Turnen	+ 0 –	+ 0 –	+ 0 –	+ 0 –	+ 0 –	+ 0 –	+ 0 –
	Sport	+ 0 –	+ 0 –	+ 0 –	+ 0 –	+ 0 –	+ 0 –	+ 0 –
	Bewegung im Alltag	+ 0 –	+ 0 –	+ 0 –	+ 0 –	+ 0 –	+ 0 –	+ 0 –

Wochen-Endgewicht:	+	**Wochen-Gutpunkte**	Am Ende einer Woche: alle grünen [+] und roten [–] Kästchen zusammenzählen und die Anzahl der roten Kästchen von der Anzahl der grünen Kästchen abziehen.
Ab-/Zunahme/gleich	–	**weniger Wochen-Schlechtpunkte**	*Trage links dein **Wochen-Endgewicht** ein und rechne aus, ob du abgenommen hast! Male beide Ergebnis-Felder grün aus, wenn du abgenommen hast, gelb, wenn du gleich geblieben bist, und rot, wenn du zugenommen hast!*
		Gesamt-Wochenpunkte	

WOCHENKARTE

Hat ein Kind statt des Schokoriegels ein Vollkornbrot mit Käse zur Schuljause gegessen, hat es sicherlich das Ernährungsverhalten günstig beeinflusst und kann an diesem Tag bei »Schuljause« ein [+] grün anmalen. Wurde dann zu Mittag – weil es so gut schmeckte – noch einmal nachgenommen, kann dies nicht als günstig im Sinne des Gewichtabnehmens angesehen werden. In diesem Fall wäre bei »Mittagessen« das [–] rot zu markieren. Hat das Abendessen so ausgesehen wie sonst auch, wäre [0] gelb auszumalen.

Genauso wird beurteilt, ob das Kind gegenüber der Angabe auf der Alltagskarte weniger Süßigkeiten konsumiert hat, was ein grünes [+] zur Folge hätte usw.

Allgemein gilt also für die Wochenkarte: Das Kind beurteilt selbständig – damit wird die Eigenverantwortung gehoben – wie es sich bezogen auf die Alltagskarte verhalten hat:

- bemüht, etwas besser zu machen — Pluspunkt [+]
- sich eher »ungünstiger« als sonst verhalten — Minuspunkt [–]
- keine Veränderung im Verhalten — [0]

Am Ende jeder Woche werden die Gutpunkte und Schlechtpunkte zusammengezählt. Die Schlechtpunkte werden von den Gutpunkten abgezogen und so der Wochen-Punktewert ermittelt. Hier können die Eltern gerade anfangs behilflich sein und dem Kind erklären, dass beim Wochen-Punktewert auch eine Minuszahl herauskommen kann, nämlich dann, wenn die Schlechtpunkte gegenüber den Gutpunkten überwiegen.

Der Wochen-Punktewert wird nun mit der Gewichtsveränderung in Beziehung gesetzt. Hat das Kind in der vergangenen Woche ungefähr ein halbes Kilogramm abgenommen, dann liegt es mit seine Gutpunkten offenbar richtig und sollte versuchen, in der kommenden Woche ähnlich viele Wochen-Punkte zu sammeln.

Wurde hingegen nicht an Gewicht abgenommen, muss der Wochenpunktewert erhöht werden, indem mehr Gutpunkte gesammelt werden oder versucht wird, weniger Schlechtpunkte zu erreichen.

Das erwünschte Zielgewicht und die Gewichtsveränderungen werden am »Kiloberg« im Wochenpass (vorletzte Seite) festgehalten.

Vom Kiloberg führt ein gewundener Weg hinunter ins Ziel. Der Einstieg in den Kiloberg richtet sich danach, wieviel Kilogramm abgenommen werden sollen. Die Pflastersteine auf dem Weg stellen jeweils ein halbes Kilogramm dar. Wenn nun ein Kind 5 Kilogramm abnehmen möchte, zählt es vom Ziel aufwärts 10 Pflastersteine (10 mal 1/2 Kilogramm) und klebt dort sein erstes rotes Pickerl auf. Damit ist der Einstieg markiert.

Sollte es das Ziel sein, nicht Gewicht abzunehmen, sondern dieses Ausgangsgewicht auch bei eventuellem Größenwachstum lediglich zu halten, so wird bei ZIEL das momentane Gewicht eingetragen. In diesem Fall könnte es zu einem Hinaufwandern auf den Berg kommen, wenn Gewicht zugenommen wird.

Wie dabei vorgegangen wird, findet sich im »Speziellen Teil für Kinder« im Kapitel »Aller Anfang ist hoch – der Kiloberg«.

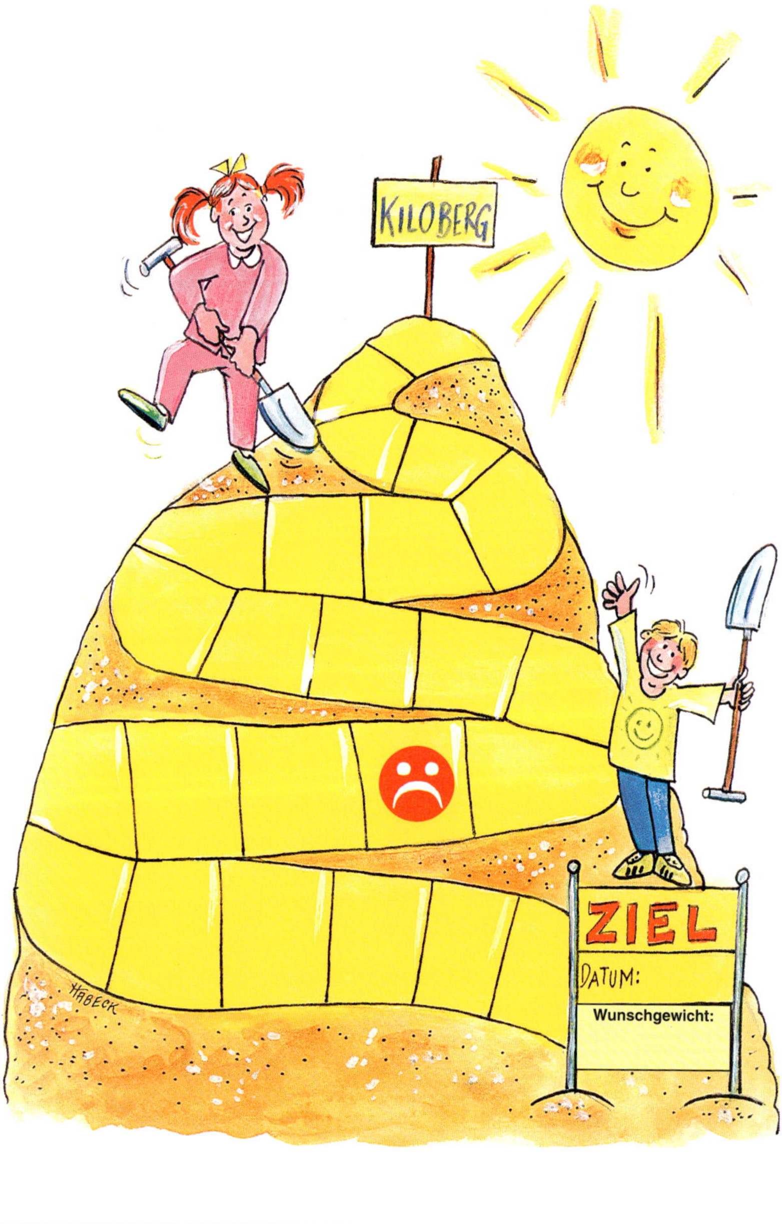
KILOBERG
HABECK
ZIEL
DATUM:
Wunschgewicht:

Für das Abnehmen gilt allerdings: Hat das Kind eine Woche später ein halbes Kilogramm abgenommen, kann das rote Pickerl beim Einstieg mit einem grünen überklebt werden. Wurde vielleicht sogar ein ganzes Kilogramm abgenommen (bitte immer auf- oder abrunden), kann noch zusätzlich auf dem Pflasterstein darunter ein grüner Kleber angebracht werden. Jedes grüne Pickerl kennzeichnet somit jeweils ein halbes Kilogramm Abnahme. Wurde jedoch eine Woche lang nicht abgenommen, ist das letzte grüne Pickerl mit einem roten zu überkleben. Wurde vielleicht sogar ein halbes Kilogramm zugenommen muss auch noch das nächsthöhere grüne Pickerl rot überklebt werden, und erst dann, wenn wieder abgenommen wurde, dürfen die roten Kleber mit grünen neuerlich verdeckt werden. Wenn der letzte Pflasterstein vor dem Ziel mit einem grünen Aufkleber versehen werden konnte, ist die gewünschte Abnahme erreicht.

Da pro Woche im Durchschnitt ein halbes Kilogramm abgenommen werden sollte, kann anhand eines Kalenders leicht festgestellt werden, wann dieses Ziel erreicht sein sollte. Dieses Datum wäre dann gleich bei Beginn des Programms unterhalb der Aufschrift »ZIEL« einzutragen. Dieses Zieldatum hat einerseits den Sinn, eine Richtlinie zu bieten, dass das Programm nicht »verschleppt« wird und das Kind von einer Woche zur anderen sagt »Aber nächste Woche werde ich mit dem ›Schlank-ohne-Diät‹ beginnen ...«. Andererseits sollten die Kinder auch nicht zu eifrig sein, denn zu schnelles Abnehmen kann nicht nur körperliche Probleme mit sich bringen, sondern kann auch durch die zu große Belastung zu psychischen Problemen führen.

Unterstützung bieten auch die »Verhaltensregeln«. Die vorliegende Regelsammlung enthält jene Maßnahmen, die – falls sie zutreffen – den Kindern Hilfe bei der Abnahme bringen können. Am Beginn jeder Woche soll sich das Kind eine, zwei, maximal drei Regeln aussuchen, die es in Zukunft einhalten möchte. Jede Regel ist mit einer Zeichnung erläutert. Die ausgesuchten

Regeln werden mit der jeweiligen Zeichnung (vereinfacht, so wie es dem Kind Spaß macht) in den Wochenpass, Kapitel »Verhaltensregeln« eingetragen. Am Ende der Woche beurteilt das Kind wieder selbständig, ob es die gefassten Vorsätze bzw. Regeln gut oder eher nur schlecht einhalten konnte. Aufgrund der Beurteilung soll das Kind dann entscheiden, ob es die Regel für die nächste Woche beibehält (die gleiche Zeichnung noch einmal eintragen) oder gegen eine andere austauscht. Am Ende des Programms sollten jene drei Regeln feststehen, die dem Kind beim Abnehmen oder Gewichthalten helfen und die auch in Zukunft Berücksichtigung finden sollten.

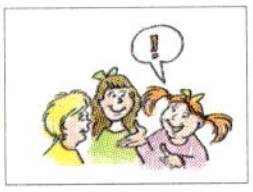

Guten Freunden erzähle ich, wie ich mit dem »Schlank-ohne-Diät«-Programm abnehme.

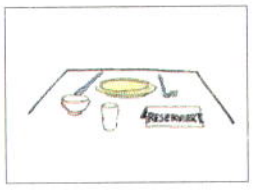

Zu Hause richte ich mir einen Essplatz ein: Ich esse immer am selben Platz, habe einen eigenen Teller, eine eigene Schüssel, eine eigene Schale.

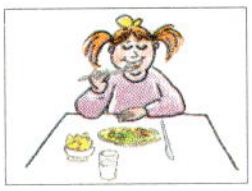

Wenn ich esse, mache ich nichts mehr nebenbei: ich spiele nicht, schaue nicht fern und lese nicht; ich genieße mein Essen.

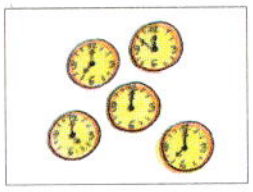

Ich esse fünf Mahlzeiten am Tag und nur zu diesen Mahlzeiten.

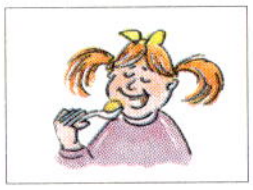

Ich esse langsam, damit mein Körper Zeit hat, zu merken, wann ich satt bin.

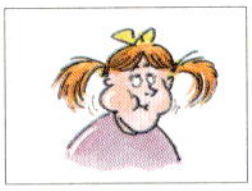

Ich kaue jeden Bissen sehr sorgfältig und achte genau auf den Geschmack des jeweiligen Nahrungsmittels.

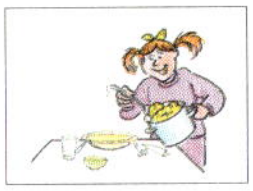

Ich nehme mir selbst meine Portionen auf den Teller und fasse niemals nach.

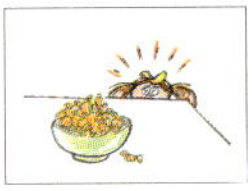

Ich achte darauf, dass ich nicht in Situationen komme, von denen ich weiß, dass sie mich zum Essen verleiten.

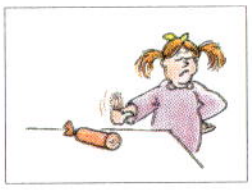

Um von einem bestimmten Lebensmittel nicht dauernd zu viel zu essen, nehme ich mir für eine Woche vor, auf

____

zu verzichten.

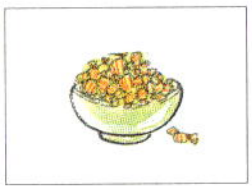

Ich lege mir von den Nahrungsmitteln, die mich zum Essen verleiten (z. B. Süßigkeiten), keine Vorräte an.

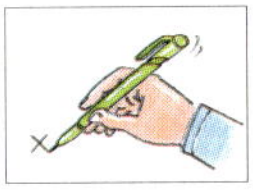

Ich schreibe mir auf, was ich in »kritischen« Situationen – statt zu essen – machen werde.

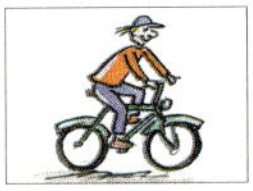

Diese Woche möchte ich mindestens _____ Stunden Sport betreiben.

Nach zehnwöchiger Durchführung des »Schlank-ohne-Diät«-Programms – ob in einer Gruppe oder mit Hilfe der Eltern – soll das Kind versuchen, nunmehr ohne Wochenkarte auszukommen. Der Kiloberg wäre natürlich bis zum Erreichen des Zielgewichtes weiterzuführen und die Verhaltensregeln sollten immer wieder in Erinnerung gerufen werden.

Wenn sich allerdings der gewünschte Erfolg ohne Führen der Wochenkarten nicht einstellt – die erwünschte Abnahme erfolgt nicht, oder das erreichte Gewicht kann nicht gehalten werden – kann das Zurückgreifen auf dieses Hilfsmittel sinnvoll sein.*

Wie unterstützen Eltern ihre Kinder

bei der Gewichtsreduktion bzw. beim Erwerb eines vernünftigen Ernährungsverhaltens?

Grundsätzlich geht es darum, den Kindern bei ihrem Essverhalten genügend Eigenverantwortung zuzubilligen, um sich so an einen individuellen Essensstil gewöhnen zu können.

Zur Entwicklung oder Hebung dieser Eigenverantwortung gehört zum Beispiel auch, dass sich das Kind beim Einkaufen von Nahrungsmitteln beteiligt, Erfahrungen im Zubereiten von Speisen sammelt und sich natürlich auch dafür interessiert, wie eine vernünftige Ernährung zusammengesetzt sein soll.

Gerade was die Zusammensetzung von Speisen betrifft, können Eltern sehr viel zum notwendigen Verständnis beitragen. In dem Kapitel »Worauf ist bei der Ernährung der Kinder zu achten« wird das Thema ausführlich behandelt.

Wenn nun das Kind mit dem »Schlank-ohne-Diät«-Programm beginnt, wird es unumgänglich sein, dass sich auch der Rest der Familie, insbesondere jene Person, die für die Zubereitung von Speisen verantwortlich ist – meist die Mutter – mit Ernährungsfragen auseinandersetzt. Wenn dann dem Kind etwa ein Frühstück, Mittag- oder Abendessen angerichtet wird, wäre es sinnvoll, ihm zu erklären, warum etwa ein Vollkornprodukt dabei ist, welche Funktion das Gemüse hat, und wodurch der für Kinder besonders wichtige Eiweißanteil in der Ernährung in diesem Fall erreicht wird. Das Kind kann dann viel leichter das entsprechende Verständnis aufbringen, vielleicht auch einmal ein Nahrungsmittel zu essen, das es sonst eher abgelehnt hätte.

**Einen zusätzlichen Wochenpass können Sie beim Kneipp-Verlag, Kunigundenweg 10, A-8700 Leoben, um S 50,– (DM 7,20)+ Porto bestellen. Tel. 0(043)3842/24094.*

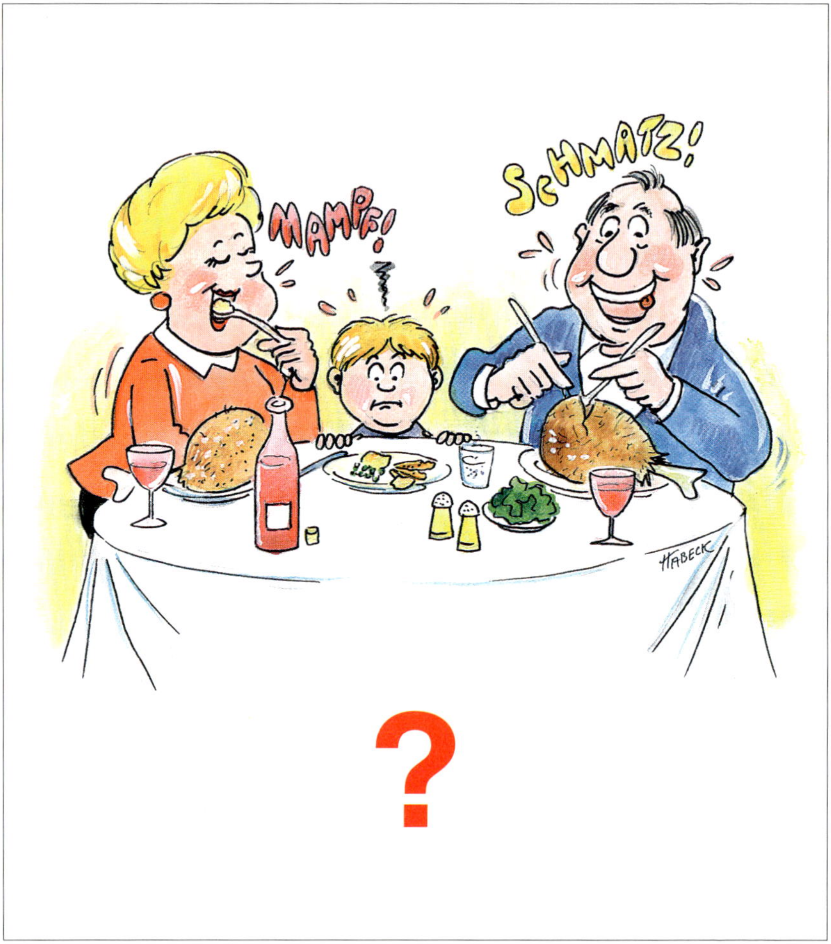

Wichtig wird auch sein, dass das abnehmwillige Kind allmählich Bescheid weiß, welche Nahrungsmittel und Getränke viel Energie haben und welche wenig. Kalorien müssen ja einfach eingespart werden, wenn die Gewichtsabnahme erfolgreich sein soll. Das Kind braucht aber die Orientierungshilfe, wo es diese Energie einsparen kann. Allerdings wäre es eine Überforderung des Kindes, dies in einer ähnlichen Form berechnen zu lassen, wie es erwachsene »Schlank-ohne-Diät«-Klienten tun. Wenn ein Kind aber statt Himbeersaft Mineralwasser oder ungesüßten

Tee trinkt oder statt der Leberkäsesemmel ein Vollkornbrot mit Magerkäse isst, soll wissen, dass es sich hier im Sinne einer Gewichtsreduktion günstig verhalten hat und dies auch entsprechend auf der »Wochenkarte« mit einem Gutpunkt [+] vermerken kann. Im Zweifelsfall können die Eltern es übernehmen, dem Kind beim Nachschlagen in einer Kalorientabelle behilflich zu sein, um so entscheiden zu können, ob dem einen oder anderen Nahrungsmittel der Vorzug zu geben wäre.

Einen sehr einfachen Überblick liefern hier die Rubriken »100 Kalorien sind...« in der vom Kneipp-Verlag herausgegebenen »Kalorien-Fibel 1«. (Diese ist auch Bestandteil des »Schlank-ohne-Diät«-Sets für Erwachsene.)

Überhaupt wird es gerade bei jüngeren Kindern – im Alter von 8 bis 10 Jahren – am Anfang des Programms notwendig sein, dem Kind zu helfen, wann es beim Ausfüllen der Wochenkarte einen Gutpunkt, Schlechtpunkt oder »Weder-noch« (= [0]) verdient hat.

Dabei wären folgende Umstände zu berücksichtigen:

Einen grünen Gutpunkt [+] gibt es immer dann, wenn man sich im Sinne des »Schlank-ohne-Diät«-Programms verhalten hat, also etwa

- weniger Energie bei einer Mahlzeit aufgenommen hat,
- auf eine sonst übliche Nascherei verzichtet hat,
- mehr Bewegung gemacht hat.

Rote Schlechtpunkte [–] müssen dann verteilt werden, wenn etwa

- bei einer Mahlzeit mehr Kalorien als üblich aufgenommen wurden,
- eine vorgenommene Verhaltensregel nicht eingehalten werden konnte,
- aufgrund von Faulheit keine sportliche Betätigung erfolgte.

Einen gelben neutralen Punkt [0] wird man dann markieren, wenn

- gar keine Bewertung vorgenommen werden kann, da z. B. an diesem Tag kein Schulturnen stattgefunden hat und das Kind daher gar keine Gelegenheit hatte, sich in diesem Zusammenhang fleißiger oder weniger eifrig zu verhalten,
- gegenüber der Alltagskarte keine Veränderung zu bemerken ist (z. B. Kind nascht gleich viel wie früher),
- nicht klar zu entscheiden ist, ob das gezeigte Verhalten eher als günstig oder ungünstig im Sinne des »Schlank-ohne-Diät«-Programms zu werten ist.

Etwas schwieriger ist vielleicht die Beurteilung, wenn gegenüber der Ausgangslage (Alltagskarte) neue aber durchaus positive Verhaltensweisen übernommen wurden. Wenn ein Kind, das früher nur einen Tee zum Frühstück trank, nunmehr auch etwas dazu isst, nimmt es beim Frühstück mehr Kalorien auf, was nach der oben genannten Darstellung mit einem Schlechtpunkt zu bewerten wäre. Werden dafür aber die Portionen anderer Mahlzeiten eingeschränkt, ist dies durchaus positiv und wäre mit einem Gutpunkt zu belohnen. Kinder, die in Betreuung einer Expertin / eines Experten stehen – also etwa an einer »Schlank-ohne-Diät«-Gruppe für Kinder teilnehmen –, können diese Problemsituationen in den Beratungssitzungen diskutieren und sich so die Beurteilung erleichtern. Kinder, die das Programm ausschließlich mit ihren Eltern durchführen, sollten von diesen in der Entscheidungsfindung unterstützt werden.

Ganz entscheidend ist das regelmäßige Belohnen des Kindes. Jeder auch noch so kleine Schritt in Richtung Verbesserung des Ernährungsverhaltens bzw. Gewichtsreduktion sollte beachtet und entsprechend belohnt werden. Belohnungen mit einer Tafel Schokolade sind natürlich nicht gerade angebracht. Jedes Lob, ja sogar schon das Ansprechen eines beachtenswerten Verhaltens (z. B. »Mir fällt auf, dass Du heute nur ein besonders kleines

Stück von der Torte gegessen hast.« oder »Gegenüber früher bewegst Du Dich jetzt viel mehr!«) hat positive Effekte.

Aufpassen sollte man jedoch mit Negativäußerungen. »Ich habe geglaubt, du willst abnehmen, dabei isst du wie ein ›Firmling‹,« hilft dem abnehmwilligen Kind nicht wirklich weiter. Es können sogar Widerstände aufgebaut werden, was die Motivation des Kindes noch weiter absinken lassen kann. Solche ungünstigen Verhaltensweisen eher »übersehen«, dafür aber jeden kleinen Erfolg ansprechen, mag viel zielführender sein.

Natürlich können für größere Schritte auf der Erfolgsleiter bzw. hinunter vom »Kiloberg« in Richtung Ziel auch »handfestere« Belohnungen vereinbart werden. Das In-Aussicht-stellen etwa eines Zirkusbesuches oder des Kaufs einer »CD« könnten für das Kind ein wichtiger Ansporn bei der Durchführung des Programms sein. Für den dauerhaften Erfolg – mindestens ein halbes Jahr danach noch immer im Bereich des Zielgewichts – können auch etwas attraktivere Belohnungen vereinbart werden. Wesentlich ist jedoch, dass diese »Belohnungen« bereits am Beginn des »Schlank-ohne-Diät«-Programms festgelegt werden, um so tatsächlich als Motivation zu wirken.

Sowohl was das Essverhalten als auch die Bewegungsaktivitäten betrifft, werden sich Kinder die Eltern und Geschwister zum Vorbild nehmen. Man wird also besonders als Elternteil darauf bedacht sein, gerade dann, wenn ein Kind abnehmen möchte, sich auch einem entsprechend günstigen Ernährungs- und Bewegungsverhalten anzunähern.

Besonders wenn es um sportliche Aktivitäten geht, können Kinder von der Familie gleichsam mitgerissen werden. Voraussetzung ist natürlich das entsprechende Angebot zur sportlichen Aktivität und das eigene begeisterte Mitmachen der Eltern. Letztlich wäre zu berücksichtigen, dass das spielerische Element auch bei der körperlichen Bewegung nicht zu kurz kommt. Einige Anregungen dazu finden Sie im Abschnitt »Der Zauberteppich in ›Schlank ohne Diät‹«.

Univ.-Prof. Dr. Otto Fleiß • Dr. Helga Fleiß

Bewegung mit »Schlank ohne Diät«

Bewegung mit »Schlank ohne Diät« berücksichtigt zwei Bereiche: einerseits die Energiezufuhr (die Kontrolle der Nahrungsaufnahme), andererseits den steuerbaren Energieverbrauch (die Kontrolle der Bewegungstätigkeit).

Je nachdem, wie intensiv Bewegung mit dem Programm »Schlank ohne Diät« kombiniert wird, sind unterschiedliche Ergebnisse zu erwarten.

Das Bewegungskonzept beinhaltet vier Arbeits- bzw. Wirkungsansätze:

1. Die Summe der Ganztagsbewegung als Aktivitätsniveau des Kindes, welches ein gewisses Mindestmaß überschreiten sollte, um die Basis für das Energiegleichgewicht zu schaffen.
2. Die Verbesserung der allgemeinen körperlichen Fitness (Kraft, Beweglichkeit, Kondition und Koordination), welche speziell trainiert werden muss und wodurch gleichzeitig die Muskelmasse vergrößert und der Energieverbrauch während der Bewegung erhöht werden.
3. Die Erhöhung des Energieverbrauches in Ruhe durch kontinuierliche Anregung des Stoffwechsels.
4. Den direkten Angriff gegen wohlgefüllte Fettzellen durch eine einmalige längerfristige Wanderung oder ein längeres, dosiertes Bewegungsprogramm.

Als oberstes Arbeitsprinzip gilt: Freiwillig und mit Freude!

Bewegung soll und muss Spaß und Freude bereiten, damit sie über mehrere Jahre hinweg ausgeführt wird.

Die für »Bewegung mit Schlank ohne Diät« vorbereiteten Bewegungsprogramme sind mit Musik* gestaltet und regen schon damit zum Mittun an.

Wirbelix, der Trainer, führt durch das Audio- und Videoprogramm.

Die neun kleinen Österreicher werden als Kraftprogramm und als Morgengymnastik vorgestellt, und KIWI – Kinder-Wirbelix-Turnen ist das Allround-Programm für die 6- bis 13jährigen Schüler.

Die Intensität des Übungsprogrammes hat natürlich auch Auswirkungen auf die Gewichtsentwicklung des Kindes, und dies sollte kurz erklärt werden.

Beim normalen Umfang des Bewegungsprogrammes wird sich keine nennenswerte Veränderung des Körpergewichtes einstellen.

Bei einem intensiven Übungsprogramm, wenn also zuerst mit Bewegungs- und besonders mit Kraftübungen begonnen wird, kann es anfänglich sogar zu einer geringen Gewichtsvermehrung kommen, da sich bildende Muskeln naturgemäß schwerer sind als Fettgewebe. Gleichzeitig und als Belohnung sieht man natürlich die strafferen Körperformen und ahnt etwas von stärkerer Muskulatur. Das erste Ziel des intensiveren Bewegungstrainings ist daher die erhöhte Leistungsfähigkeit des Kindes, die größere Kraft und die bessere Kondition, also die Umwandlung von passiver Körpermasse (Fettgewebe) in aktive Körpermasse (Muskulatur).

»Schlank ohne Diät« wird immer mit Bewegung als »Co-Partner« angeboten. Schlankheitskuren, die keine Bewegungsprogramme beinhalten, dürfen auf keinen Fall bei Kindern angewendet werden.

---

* *Das Video und die Musikkassette »Bewege Dich gesund 4 – KIWI« sind im Buchhandel und direkt beim Kneipp-Verlag Leoben erhältlich.*

Die allseits bekannten Folgen dieser Kuren: Abnehmen ohne Bewegungstraining führt zu Gewichtsverlusten, die auch durch den Abbau von Muskelmasse hervorgerufen werden.

Beim neuerlichen Zunehmen – wenn keine zusätzliche Bewegung durchgeführt wird – kommt es zum Aufbau weiterer Fettzellen.

Beim nächsten Mal wird wieder Muskelmasse abgebaut – und daraufhin beim nächsten Gewichtsschub durch Fett ersetzt.

Die aktive Muskelmasse wird zunehmend durch die passive Fettmasse ersetzt: *Fetter und schwächer* ist die gefährliche Folge falscher Diätvorschriften.

Das Bewegungsprogramm für übergewichtige und viele andere Kinder

1. Die Ganztagsbewegung (Summe aller Bewegungen am Tag) und die Tätigkeit der übrigen Körperorgane sollen jene Energie verbrauchen, die durch die Nahrung aufgenommen wird.

Da die Hauptmasse unseres Körpers, die Energie verbraucht, die Muskelmasse ist, müssen wir trachten, möglichst viel Bewegung zu machen, bei der unsere Muskeln eingesetzt werden, um dann auch einigermaßen starke Muskeln zu bekommen.

Ein Zeichen für aufgebrauchte Energie wäre, dass wir vor einer Mahlzeit ein Hungergefühl haben. Das würde darauf hinweisen, dass die Energie, die wir durch die vorige Mahlzeit aufgenommen haben, bereits verbraucht ist und der Körper daher neue Energie in Form von Nahrung verlangt.

Wir haben bei 24-Stunden-Protokollen bei Kindern sehr unterschiedliche Bewegungsgesamtzeiten feststellen können. Die geringsten Bewegungszeiten bei Schulkindern lagen zwischen einer halben Stunde und einer Stunde, wenn das Kind zur Schule geführt wurde, in der Pause im Klassenzimmer sitzen blieb, wieder nach Hause geführt wurde, dann seine Schularbeiten machte und am Abend fernsah.

Die Bewegungsstrecken: vom Bett zum Badezimmer, zum Frühstück, zum Auto, in die Klasse, zum Auto, ins Badezimmer, zum Mittagessen, ins Badezimmer, ins Arbeitszimmer, zum Essen, zum Fernsehen und ins Bett können pro Tag weniger als 200 m betragen. Wenn keine zusätzlichen Bewegungen angeboten werden, ist der Energieverbrauch über die Muskulatur in diesem Fall natürlich äußerst gering.

Um über die Gesamtbewegungszeit eine Basis für den Energieverbrauch zu erhalten, müssten wir mindestens eine tägliche Wegstrecke von 3 bis 4 Kilometern bzw. eine Bewegungszeit von wenigstens einer Stunde erreichen. Dabei wollen wir die »Kurzstrecken« unter einer Minute nicht berücksichtigen.

Was zählt daher: jede Geh- oder Laufstrecke, die länger als 100 m ist; Stiegensteigen, wenn es mehr als ein Stockwerk ist; jedes Spiel: Volleyball, Tennis, Tischtennis, Laufen, Radfahren, Rollerskating, Schwimmen usw.

Aufgabe: Die Ganztagsbewegung sollte erhöht werden, um zusammen mit dem Stoffwechsel in Körperruhe die aufgenommene Energie zu verbrauchen = Energieausgleich durch Alltags- und Sport/Spiel-Bewegung.

Der Grund-Energieverbrauch setzt sich u. a. aus dem Ruheverbrauch der Muskulatur, Aufrechterhaltung der Körpertemperatur und dem Energieverbrauch für Verdauung usw. zusammen. Der Energieverbrauch durch Bewegung ist ein zusätzlicher und steuerbarer Faktor für das Energiegleichgewicht. Denken ist zwar anstrengend, verbraucht aber leider wenig Kalorien.

2. Aufbau von Kraft, Beweglichkeit, Kondition, Koordination.

Da das übergewichtige Kind durch die höhere Belastung durch sein Körpergewicht weniger leistungsfähig ist als gleichaltrige Kinder ohne Übergewicht, ist ein Hauptziel des Bewegungsprogrammes der Aufbau der Kraft, besonders der Hauptmuskelgruppen: Beine, Arme, Becken, Rücken, Bauch, Schultern.

Die Bewegungsübungen der »**neun kleinen Österreicher**« beinhalten die wichtigsten Kraftübungen: den Hampeltanz für die Bein- und Schultermuskulatur, den Frosch-up für Arme, Schultern und Beine, Seilzug und Tip-Top-Flop für die Bauchmuskulatur und die Lendenmuskulatur, den Albatros für die Rücken- und Schulterblattmuskulatur und das X-Large für die Rücken- und Beinmuskulatur.

Ob genügend Kraft vorhanden ist, kann man leicht überprüfen: Wenn das Kind in der Lage ist, die vorhin angegebenen Übungen in einer Serie ohne längere Pausen zu turnen, dann hat es für sein Körpergewicht genügend Kraft (Übungen: siehe S. 137).

Die Serie beginnt mit 4 x Anzahl der Lebensjahre Hampelmänner zum Aufwärmen, dann die übrigen Übungen jeweils 2 x Anzahl der Lebensjahre: Seilzug, Frosch-up, Albatros, Gipfeltreffen, Tip und Top und Flop, X-Large und als Abschluss noch einmal die Anzahl Hampelmänner.

Sollten die Einzelübungen und die Serie ohne Probleme geturnt werden können, sind sowohl Kraft als auch Kondition in Ordnung – eine Steigerung auf 3 x Anzahl der Lebensjahre könnte dabei als weiteres Arbeitsziel gelten.

Sind diese Übungen nicht in der gewünschten Anzahl turnbar – dies ist in der Regel zu erwarten –, dann ist das erste Augenmerk auf die Verbesserung der Kraft zu richten.

Für das Üben behält man die Reihenfolge der Übungen bei, und das Kind führt soviele Wiederholungen aus wie möglich. Nach der Serie (alle Übungen geturnt) macht es eine kurze Pause und turnt das Programm nocheinmal durch.

Wichtig ist, dass das Kind deutlich zum Schwitzen kommt und sich doch merklich anstrengt.

Dieses Wirbelix-Kraft-Training sollte mindestens 2 x die Woche geübt werden, bis zumindest eine Serie entsprechend dem Alter durchgeturnt werden kann.

Als nächstes werden die restlichen Übungen der neun kleinen Österreicher erlernt: der Sumurai, das Bootsmobil und der Standpunkt.

Mit diesen Dehn-, Beweglichkeits-, Fuß- und Haltungsübungen ist ein 8minütiges Kurzprogramm erlernt, welches – einmal täglich geturnt – die Basis für die weiteren Übungen darstellt.

Kraft – Beweglichkeit – Kondition – Koordination:

Parallel mit dem Wirbelix-Kraft-Training kann mit dem Turnen des KIWI (Kinder-Wirbelix-Programmes) begonnen werden.

Was ist KIWI? *

KIWI ist ein lustiges, dynamisches Turnprogramm für die Schule und für zu Hause – für Kinder, Eltern, Trainer und Lehrer. KIWI ist ein 9teiliges Bewegungsprogramm mit fast allen Schwerpunkten, die für ein Volksschulkind wichtig sind:

Die **Wirbelixparade** leitet das Turnprogramm ein. Dazu kann man im Takt marschieren oder die Arm-Beinkoordination im Stand üben.

Beim **Schulbus** wird gelaufen, gesprungen und der Hampeltanz geübt.

Im **Sumurai** dehnen wir unsere Muskeln und üben uns im Gleichgewicht.

Im **Kraftblock** werden die Rumpfmuskeln trainiert: Bauch- und Rückenmuskeln, dazu Arme, Beine, Gesäß und Schultern.

Im **Boots-Mobil** wird die Beweglichkeit der Wirbelsäule erhöht

und im **Standpunkt** der Haltungsaufbau von der Fußsohle bis zum Kopf durchgespielt.

Im **Dschungelschwung** werden die Schultern schwungvoll gelöst und der Schultergürtel durchgearbeitet.

Der **Stadtspaziergang** verbindet Lauf, Tanz und Pantomime zu einem lustigen Reigen, und mit der

Wirbelixparade verabschieden wir uns wieder bis zur nächsten Trainingseinheit!

Wie arbeiten Sie mit KIWI? Turnen Sie mit Ihrem Kind in der ersten Woche 3- bis 4mal die ersten drei Stücke (Parade, Schulbus, Sumurai), und nehmen Sie in den folgenden Wochen immer zwei Stücke pro Woche dazu, so dass Sie nach einem Monat das ganze KIWI-Programm durchturnen können.

* *Die genaue Anleitung zum KIWI gibt es auf Video, erhältlich im Buchhandel und im Kneipp-Verlag, Kunigundenweg 10, A-8700 Leoben, Tel. 0[043]3842/24094.*

Wenn Sie das KIWI-Programm anhand der Videokassette erlernt haben, können Sie mit der ebenfalls im Buchhandel erhältlichen Musikkassette weiterarbeiten.

Vorgeschlagene Mindestfrequenz: 3mal pro Woche!

Ähnlich zu bewerten wie das KIWI-Wirbelixprogramm für Kraft, Beweglichkeit und Kondition sind Sportspiele, Turn- und Gymnastikstunden, Schwimmen, Schifahren usw.

Die durch das Training herbeigeführte Vergrößerung der Muskelmasse erhöht außerdem den Energieumsatz des Körpers, da mehr stoffwechselaktives Gewebe – eben Muskulatur – vorhanden ist. Diese vergrößerte Muskulatur kann auch in Ruhe, also auch im Schlaf, mehr Energie verbrauchen, wenn wir die folgenden Punkte beachten.

3. Kontinuierliche Anregung des Stoffwechsels.

Nach einer intensiveren Belastung durch Gymnastik, Sport oder schwere Arbeit ist der Stoffwechsel im Körper beschleunigt. Der Körper läuft sozusagen auf höheren Touren und verbraucht mehr Energie in Ruhe als sonst.

Wenn wir dieses Prinzip für die Regulation des Körpergewichtes ausnützen wollen und auch dann mehr Energie verbrauchen wollen, wenn wir nicht körperlich tätig sind, dann sollten wir den Zustand des höheren Stoffwechselverbrauches möglichst lange anhalten.

Aus einigen Untersuchungen wissen wir, dass der erhöhte Stoffwechsel nach einem anstrengenden Spiel oder einer anstrengenden Gymnastik fast einen halben Tag lang anhält, dann aber langsam wieder auf den normalen Stand abfällt. Um den höheren Energieverbrauch des Körpers zu erhalten, müssen wir daher einerseits alle 2 bis 3 Tage einen deutlichen Belastungsakzent setzen: z. B. das KIWI-Programm turnen oder ein anstrengendes Spiel spielen oder 20 bis 30 Minuten Kraft trainieren.

In den Tagen, in denen keine höhere Belastung erfolgt, sollte man zumindest mehrere kurze Belastungsphasen setzen, z. B. die tägliche Morgengymnastik oder einen kurzen Lauf oder 3 Stockwerke hinauflaufen oder 30 Hampelmänner usw.

Ein mögliches Kurzprogramm in der Früh wäre dabei ein Teil der neun kleinen Österreicher (Seite 137): 20 Hampelmannsprünge, 10 x Seilzug, 5 x X-Large und 3 Frosch-ups.

Aufgabe: Mehrere längere und intensive Belastungen pro Woche und dazwischen öfter kurze, dynamische Bewegungen.

Der Energieverbrauch des Körpers bleibt auch nach der Belastung durch Bewegung oder Sport erhöht und hilft daher, überschüssige Energie abzubauen.

Ziel sind 3 längere Turn-, Gymnastik- oder Sporteinheiten pro Woche und dazwischen mehrere kurze Bewegungsaktivitäten: tägliche Morgengymnastik, kurze Bewegungseinheiten usw.

4. Der gezielte Abbau von Fettzellen.

In den letzten Jahren sind mehrere Untersuchungen durchgeführt worden, welche die Energiebereitstellung des Körpers in Hinblick auf die Belastungsart bei sportlichen Bewegungen untersuchten. Es zeigte sich dabei, dass der Körper, je nachdem wie lange eine körperliche Belastung dauert, verschiedene Energiesysteme einsetzen kann.

Wenn wir ein dynamisches Gymnastikprogramm turnen, wie die neun kleinen Österreicher, oder zur Straßenbahn laufen, dann verbraucht der Körper Glykogen (Kohlenhydrate), also kein Fett.

Nur wenn über eine längere Zeit – über eine Stunde – eine körperliche Belastung mit geringer Anstrengung gesetzt wird, dann wird vom Körper auch Fett vermehrt für die Energiebereitstellung herangezogen. Beispiele für diese Bewegungsarten sind längeres gering belastendes Wandern, Radwandern oder ein wirklich ausgedehnter Spaziergang.

Natürlich wäre auch das lockere Tanzen, Bewegen zur Musik, eine günstige Möglichkeit, diese Bewegungsform durchzuführen.

Aufgabe: Einmal pro Woche eine Wanderung – ohne große Höhenunterschiede mit geringer Belastung – dafür aber länger, mindestens eine Stunde.

5. Freiwillig und mit Spaß!

Wenn übergewichtige Kinder mit einem Bewegungsprogramm beginnen, dann sollte man sich noch einmal die Bedingungen überlegen, unter denen die Kinder üben oder trainieren sollen.

Übergewichtige Kinder sind beim Sport und bei der Bewegung von vornherein benachteiligt. Sie haben in Relation zu ihrem Körpergewicht weniger Kraft und Kondition und sind daher nicht so leistungsfähig. Sie sind meist untrainiert und müssen erst zu einer gewissen Leistungsfähigkeit herangeführt werden. Sie schwitzen leichter und bekommen früher Atemnot als die gleichaltrigen Leichtgewichte. Und sie haben sich meist schon daran gewöhnt, alles etwas langsamer und gemütlicher zu machen.

Andererseits fällt uns seit Jahren bereits bei unseren Schuluntersuchungen auf – wir nehmen alle Schüler mit Video bei verschiedenen Bewegungen, auch beim Laufen, auf –, dass alle Kinder und besonders auch die übergewichtigen Kinder beim Laufen und Hüpfen immer ein fröhliches, entspanntes Lächeln zeigen.

Bewegung ist für alle Kinder – auch für alle übergewichtigen Kinder – ein positives, freudvolles Erlebnis.

Natürlich wird bei diesen Schuluntersuchungen keine messbare Leistung gefordert, die Schüler laufen so schnell, wie sie möchten, und dies scheint ein Schlüssel zur Freude an der Bewegung zu sein. Wenn die Anforderung anfangs nur so hoch ist, dass das Kind dabei Freude und Spaß empfindet, dann macht es auch begeistert mit.

Da wir bei übergewichtigen Kindern in den meisten Fällen auf eine lebenslange Verhaltensänderung hinzielen, müssen wir diese Hauptmotivation – Freude an der Bewegung – als wichtigstes Kriterium ernst nehmen.
Nur wenn das Kind mit Freude mittut, dann wird es auch auf die Dauer eine Veränderung seiner Einstellung zur Bewegung und damit zur körperlichen Leistungsfähigkeit erreichen bzw. erreichen wollen.
Das heißt, dass die Anforderungen, die wir an das Kind stellen, anfangs sehr niedrig sind und nur in einem Maße steigen, wie die Leistungsfähigkeit des Kindes steigt.

Jede Anstrengung sollte daher noch den Spaß an der Anstrengung enthalten. Das Lachen des Kindes, die Vorfreude auf die nächste Stunde sind die Kriterien, an denen wir das Übungsprogramm bemessen.

Nach den Vorstellungen von »viel Bewegung mit Schlank ohne Diät« sollen die Kinder mit Hilfe der Eltern oder Freunde ihr Bewegungsprogramm selbst zusammenstellen und dann auch bewerten.
Freiwillig heißt, dass das Kind sich seine Aufgabe stellt und sich auch überlegt, ob es diese Aufgabe erfüllen kann und danach kontrolliert, ob es diese erfüllt hat. Die Eltern sollten dabei helfen und beraten und natürlich die Bedingungen (durch Vorbild) schaffen, dass das Kind seine Bewegungsaufgaben, auch ohne, dass sie immer zu »Aufgaben« werden müssen, erfüllt.

Aufgabe: Bewegung wird dann über mehrere Jahre ausgeführt werden, wenn sie mit Freude – mit einem Lachen – ausgeführt werden kann. Zwang würde nur kurzfristig eine Veränderung bedingen – längerfristig würde das Kind die aufgezwungenen Bewegungsübungen ablehnen.

Diejenigen, Mutter oder Vater, die mit dem Kind turnen, müssen daher selbst Freude an der Bewegung ausstrahlen, durch ihre Begeisterung überzeugen und das Kind zum Mittun animieren, aber nicht zwingen.

Die Kinder sollten – wenn auch leicht geführt – sich ihre Bewegungsaufgaben aussuchen, die Eltern sollten mit den Kindern diese Übungen mitmachen.

Zusammenfassung:

Die Bewegung bietet ein weites Feld, die Probleme des übergewichtigen Kindes etwas besser in den Griff zu bekommen.

Nicht nur der Umfang der vom Kind ausgeführten Bewegungsaktivitäten ist entscheidend, sondern auch, welche Bewegungsarten ausgeführt werden: ein anstrengendes Krafttraining, eine kurze Bewegungsaktivität oder eine längere Wanderung.

Die Unterteilung der angebotenen Bewegungsmöglichkeiten nach den vier Arbeits- und Wirkungsbereichen soll den Eltern eine zusätzliche Entscheidungshilfe bei der Auswahl von Spiel und Sport bieten.

Teil 2

FÜR KINDER

im Alter von 8 bis 14 Jahre

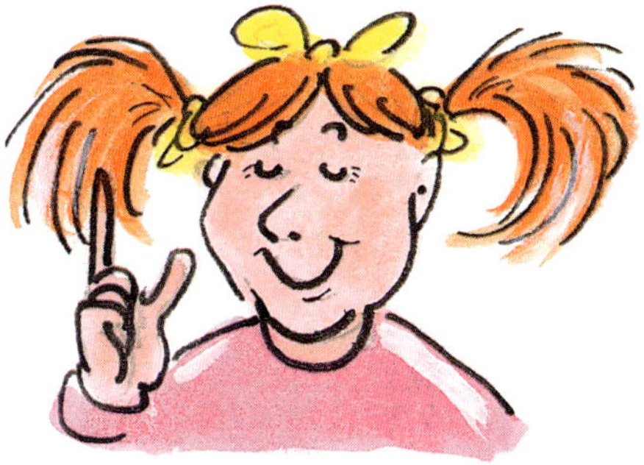

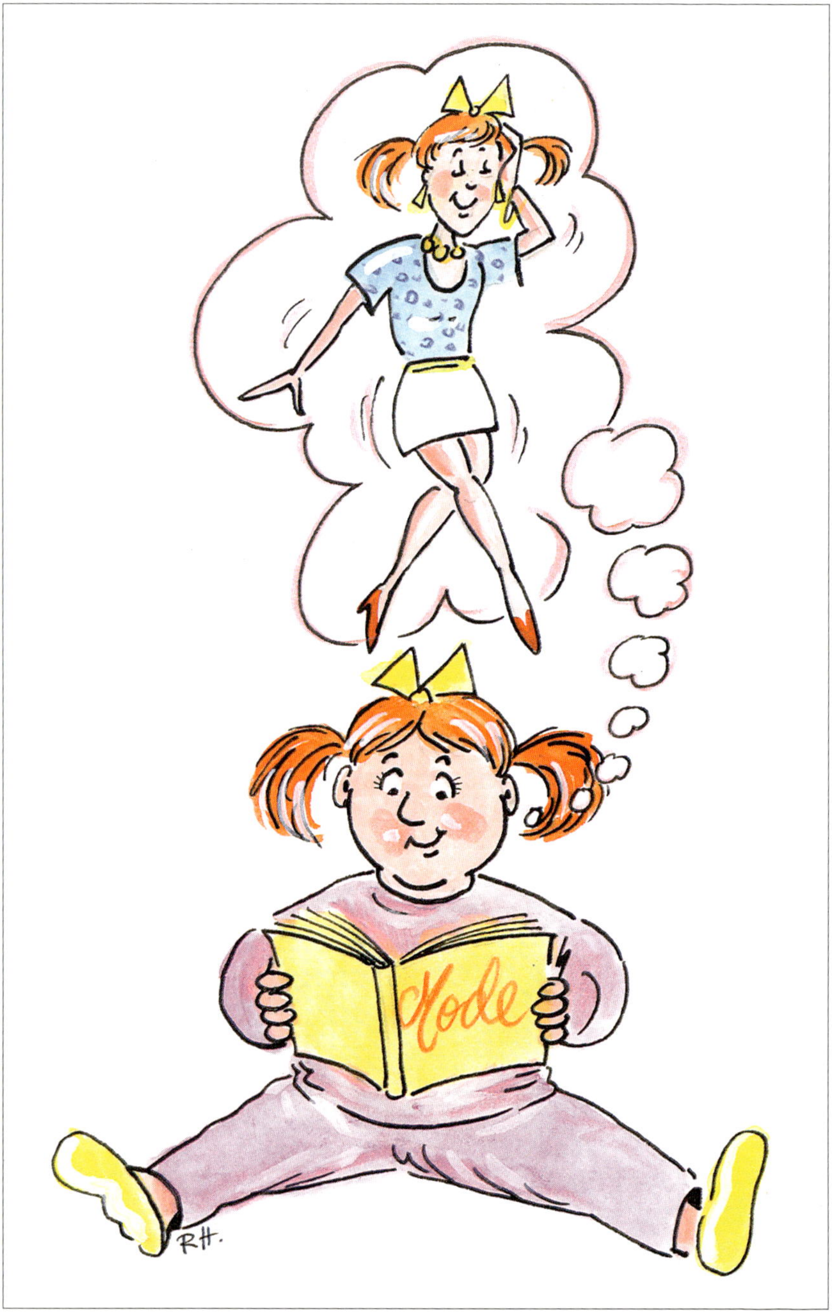
Mode
RH.

Was bedeutet »Schlank ohne Diät«?

»Schlank ohne Diät« ist eine bewährte Methode zum Abnehmen. Hast du dich schon für das Abnehmen interessiert? Dann wirst du wissen, dass dies oft mit Hilfe von »Diäten« versucht wird. Das bedeutet dann, man darf dies oder jenes nicht mehr essen, von anderen Dingen nur ganz wenig, und wieder andere Speisen, die man gar nicht mag, soll man auf einmal öfter zu sich nehmen. Meist muss man dabei auch noch fürchterlich hungern.

Da gibt es zum Beispiel die Milch-Semmel-Diät. Da soll man den ganzen Tag nichts anderes essen als zwei trockene Semmeln. Dazu darf man bis zu einem Liter Milch trinken und sonst nichts. Und das über zwei bis drei Wochen lang. Kannst du dir das vorstellen?

Es gibt aber auch die Reis-Diät, da darf man dann hauptsächlich nur ungesalzenen Reis essen. Dasselbe kennt man mit Erdäpfel, wo einem nur erlaubt wird, Kartoffeln ohne Gemüse oder Fleisch Tag für Tag zu verzehren. Ist das nicht ein sehr langweiliges und einseitiges Essen?

Würde dir das Spaß machen? Wahrscheinlich nicht. Auch Erwachsene tun das nicht besonders gern. Sie müssen sich dann sehr überwinden, eine solche Diät einige Tage oder vielleicht zwei bis drei Wochen auszuhalten. Länger schafft man das ohnehin kaum – und gesund ist es ja auch nicht.

Und nachher? Viele essen dann so, wie sie es vor ihrer Diät gewohnt waren. Dadurch nehmen sie wieder zu. Die Diät hat vielleicht kurzzeitig einen Erfolg gebracht, aber auf Dauer eigentlich nicht genützt.

»Schlank ohne Diät« hat sich zum Ziel gesetzt, keine Speisen oder Getränke von vornherein zu verbieten. Auch muss man nicht etwas ganz Bestimmtes essen. Es wird also keine Diät vorgeschrieben – daher kommt auch der Name der Methode.

Wenn man aber Gewicht verlieren will, muss man natürlich etwas anders machen als früher. Wie das Auto Benzin braucht, um fahren zu können, braucht unser Körper Nahrungsmittel, um funktionieren zu können. So wie der Mensch kann das Auto Benzin speichern – im Tank – und so weite Strecke zurücklegen, ohne nachtanken zu müssen.

Doch was beim Auto nicht passieren kann, beim Menschen aber sehr wohl, ist, dass sich der »Speicher« verändert. Der Tank wird einfach nicht größer, wenn man versucht, mehr Benzin einzufüllen als eigentlich hineinpasst. Der Mensch aber kann das.

Werden mehr Nahrungsmittel zugeführt, als er üblicherweise braucht, bildet der Organismus sogenannte Fettreserven, auf die er im Notfall zurückgreifen könnte. Wird noch mehr gegessen, werden immer mehr Fettreserven angelegt. Das heißt, der Speicher wird größer und größer, und man merkt, dass man übergewichtig wird.

Der Luftballon-Versuch

Wenn du einen Luftballon zur Hand hast, kannst du folgenden Versuch machen:

❶ Nimm einen noch unaufgeblasenen Luftballon zur Hand.

❷ Schneide gegenüber vom Aufblasloch ein kleines anderes Loch – wirklich klein, viel kleiner als das Aufblasloch.

❸ Stülpe jetzt den Luftballon mit dem Aufblasloch über einen Wasserhahn.

❹ Während du den Luftballon so hältst, dass er nicht vom Hahn rutscht, drehst du das Wasser auf.

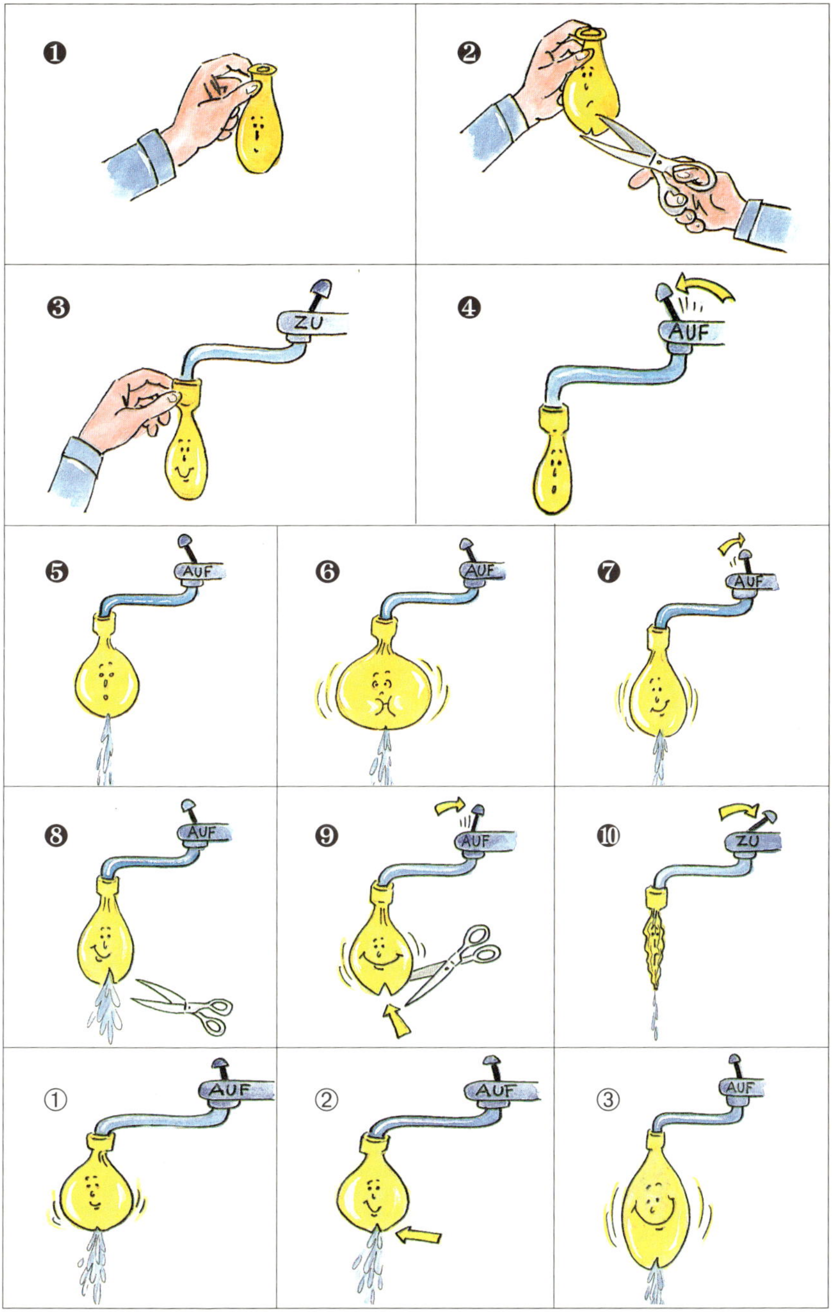

❶
❷
❸
ZU
❹
AUF
❺
AUF
❻
AUF
❼
AUF
❽
AUF
❾
AUF
❿
ZU
①
AUF
②
AUF
③
AUF

Was passiert?

❺ Wenn das Wasser entsprechend aufgedreht ist, wird der Ballon immer dicker und dicker, obwohl er ständig Wasser durch das vorher gemachte Loch verliert.

❻ Allmählich ist der Luftballon so dick, daß er zu platzen droht.

Was kann man nun machen, damit er nicht kaputt wird?

❼ Na logisch, wirst du sagen: Man kann das Wasser wieder ein wenig abdrehen. Dadurch rinnt mehr Wasser aus, als zugeführt wird. Der Luftballon wird schlanker.

❽ Es gibt aber auch noch eine andere Möglichkeit, den Luftballon schlanker zu machen. Welche? Richtig! Man kann auch das Loch größer machen, damit mehr Wasser abfließen kann.

❾ Als dritte Lösung bietet sich noch die Kombination von den ersten beiden an: Man dreht sowohl den Wasserhahn zurück und macht auch das Loch ein bisschen größer.

Nach der dritten Lösung arbeitet das »Schlank-ohne-Diät«-Prinzip! Wie ist das jetzt aber zu verstehen? Was könnte das mit dem Abnehmen eines Kindes zu tun haben? Kannst du das erklären?

Beantworte bitte die folgenden Fragen (Auflösung im Anhang):

- Was stellt der Luftballon dar?
- Welchen Vorgang stellt das Aufdrehen des Wasserhahns dar?
- Worauf soll das Loch im Luftballon hinweisen?
- Was geschieht – im übertragenen Sinn – wenn der Wasserhahn zurückgedreht wird?
- Was ist damit gemeint, das Loch im Luftballon zu vergrößern?

⑩ Was würde aber geschehen, wenn man den Wasserhahn ganz abdreht? Der Luftballon würde allmählich immer dünner und schrumpeliger werden, schließlich ganz austrocknen und gleichsam leblos vom Wasserhahn herunterhängen.

So ähnlich kann man sich das vorstellen, würde man über lange Zeit nur fasten. Man könnte damit zwar Gewicht abnehmen, würde allerdings auch immer schwächer und schwächer und, wenn man es übertreibt, auch krank werden.

Daher ist die »Schlank-ohne-Diät«-Methode auch keine solche »Radikalkur«. Kinder und Jugendliche, die mit »Schlank ohne Diät« abnehmen, sollen nicht mehr als ein halbes Kilogramm pro Woche verlieren – so lange, bis sie jenes Gewicht erreicht haben, das sie am Beginn des Programms gemeinsam mit ihren Eltern oder dem Arzt bzw. sonstigen Betreuer festgelegt haben.

Kinder und Jugendliche können sogar dann mit dem »Schlank-ohne-Diät«-Programm erfolgreich sein, wenn sie nicht wirklich Gewicht abnehmen, sondern bei gleichem Gewicht wachsen.

Im Sinne unseres Luftballon-Beispiels
würde das Folgendes bedeuten:

① Bei einem schon etwas dickeren Luftballon bleibt das Wasser gleich stark aufgedreht.

② Auch das »Auslaufloch« vergrößert sich nicht wesentlich.

③ Der Luftballon wird aber nunmehr nicht »dicker«, sondern »größer« und dadurch auch schlanker.

Man kann also das Wachsen dazu nützen, schlanker zu werden. Allerdings muss man aufpassen, nicht wieder an Gewicht zuzunehmen, wenn das Wachstum abgeschlossen ist. Damit dies nicht passiert, sollte man sich mit dem »Schlank-ohne-Diät«-Programm auf etwas andere Essgewohnheiten umstellen.
Was man dabei machen muss, wird dir auf den nächsten Seiten gezeigt.

Was erwartet dich beim »Schlank-ohne-Diät«-Programm?

Wenn du wirklich etwas an deinen Ernährungs- und vielleicht auch Bewegungsgewohnheiten verändern willst – um dadurch schlanker zu werden –, solltest du dich mindestens 10 Wochen lang mit dieser Methode beschäftigen.

Doch keine Angst, so viel »Arbeit« ist das auch wieder nicht, und vielen macht es so viel Spaß, dass sie es gar nicht als Belastung empfinden.

Der folgende Überblick wird dir zeigen, was dich erwartet:

START

- ALLTAGSKARTE ausfüllen,
- aktuelles KÖRPERGEWICHT feststellen,
- (realistisches) Wunschgewicht festlegen, beim ZIEL eintragen,
- Start am KILOBERG markieren,
- Ausgangsgewicht beim Start eintragen,
- Zielflagge am KILOBERG mit Datum versehen (= wann das Wunschgewicht erreicht sein soll).

1. WOCHE:

- Täglich die Gut- und Schlechtpunkte auf der WOCHENKARTE ausmalen.
- Täglich auf dem ZAUBERTEPPICH Bewegungsfelder ausmalen – je bunter desto besser. Die Regeln dazu erfährst du im Kapitel »Der Zauberteppich in ›Schlank ohne Diät‹«.
- Jeweils am Beginn der Woche 1 bis 3 VERHALTENSREGELN auswählen.

- Auf der WOCHENKARTE alle Gut- und Schlechtpunkte zusammenzählen,
- WOCHENPUNKTEWERT berechnen,
- aktuelles KÖRPERGEWICHT feststellen,
- entsprechendes Pickerl auf den KILOBERG kleben.

WEITERE WOCHEN:

- Jetzt versuchen, 9 Wochen lang den Wochenpunktewert, bei dem du erfolgreich bist, einzuhalten.

AB 2. WOCHE:

- Das Einhalten der VERHALTENSREGELN beurteilen.

Kennenlernen der eigenen Essgewohnheiten – die ALLTAGSKARTE

Vielleicht wirst du im ersten Moment sagen: »Wozu ist das gut? Ich kenn' mich doch und weiß, was ich esse.« Doch weiß man das wirklich? Achtet man tatsächlich darauf, was man so über den Tag verteilt isst und trinkt? Und vor allem – ist einem klar, ob viel Energie (sprich Kalorien) oder weniger Energie mit einer Speise oder einem Getränk aufgenommen wird? Ob man also, wie in unserem »Luftballon-Beispiel«, durch das Essen oder Trinken eines bestimmten Nahrungsmittels den »Wasserhahn« stark oder weniger stark aufdreht?

Denk einmal darüber nach, was du so im Laufe eines Tages isst. An einem ganz normalen Tag, an dem du weder besonders viel noch besonders wenig gegessen hast. War gestern vielleicht so ein »normaler« Tag? Dann versuche doch einmal, für den gestrigen Tag die ALLTAGSKARTE auf der Seite 2 des Wochenpasses auszufüllen.

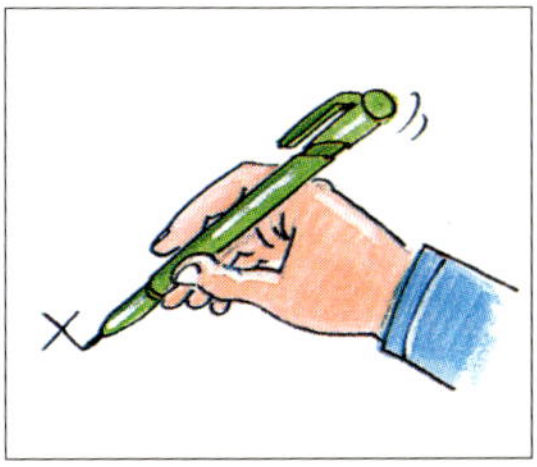

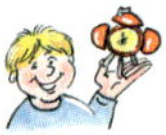	Frühstück		ALLTAGSKARTE
	(Schul-)Jause		
	Mittagessen		
	Nachmittagsjause		
	Abendessen		
		Kreuze an, was auf dich zutrifft:	
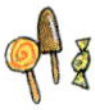	Süßigkeiten	❒ sehr viel ❒ viel ❒ etwas ❒ gar nicht	
	kalorienreiche Getränke	❒ sehr viel ❒ viel ❒ etwas ❒ gar nicht	
	Essen (Naschen) ohne Hunger	❒ sehr oft ❒ oft ❒ selten ❒ gar nicht	
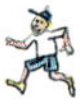	(Schul-)Turnen	❒ sehr fleißig ❒ fleißig ❒ nicht fleißig ❒ gar nicht	
	Sport	❒ sehr viel ❒ viel ❒ etwas ❒ gar nicht	
	Bewegung im Alltag	❒ sehr viel ❒ viel ❒ etwas ❒ gar nicht	

Diese ALLTAGSKARTE wird dir eine Richtlinie geben, wie du dann später deine WOCHENKARTEN ausfüllen wirst. »Schwindeln«, etwa das eine oder andere Gegessene oder Getrunkene nicht angeben oder die Faulheit beim Turnen oder das häufige Naschen nicht eingestehen, wird nur zu deinem Nachteil sein. Denn wenn du später auf der WOCHENKARTE beurteilen sollst, ob du es jetzt gegenüber der ALLTAGSKARTE »besser« machst, und du hast dich früher schon »besser« dargestellt, als es der Tatsache entsprach, wirst du es schwer haben. Ein Tip: Fülle die ALLTAGSKARTE gemeinsam mit den Eltern aus. Wenn du nicht genau weißt, was du eintragen sollst, lass dich von deiner Mutter oder deinem Vater beraten.

Wochen-Anfangsgewicht:	Hast du einen Gutpunkt [+], Schlechtpunkt [–] oder »weder-noch« [0] erreicht? Entscheide selbst und male [+] grün, [–] rot und [0] gelb aus!																						WOCHENKARTE
	Datum:	MONTAG			DIENSTAG			MITTWOCH			DONNERSTAG			FREITAG			SAMSTAG			SONNTAG			
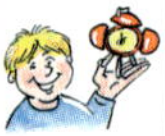	Frühstück	+	0	–	+	0	–	+	0	–	+	0	–	+	0	–	+	0	–	+	0	–	
	(Schul-)Jause	+	0	–	+	0	–	+	0	–	+	0	–	+	0	–	+	0	–	+	0	–	
	Mittagessen	+	0	–	+	0	–	+	0	–	+	0	–	+	0	–	+	0	–	+	0	–	
	Nachmittagsjause	+	0	–	+	0	–	+	0	–	+	0	–	+	0	–	+	0	–	+	0	–	
	Abendessen	+	0	–	+	0	–	+	0	–	+	0	–	+	0	–	+	0	–	+	0	–	
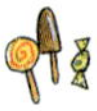	Süßigkeiten	+	0	–	+	0	–	+	0	–	+	0	–	+	0	–	+	0	–	+	0	–	
	kalorienreiche Getränke	+	0	–	+	0	–	+	0	–	+	0	–	+	0	–	+	0	–	+	0	–	
	Essen (Naschen) ohne Hunger	+	0	–	+	0	–	+	0	–	+	0	–	+	0	–	+	0	–	+	0	–	
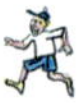	(Schul-)Turnen	+	0	–	+	0	–	+	0	–	+	0	–	+	0	–	+	0	–	+	0	–	
	Sport	+	0	–	+	0	–	+	0	–	+	0	–	+	0	–	+	0	–	+	0	–	
	Bewegung im Alltag	+	0	–	+	0	–	+	0	–	+	0	–	+	0	–	+	0	–	+	0	–	

Wochen-Endgewicht:	+		**Wochen-Gutpunkte**	Am Ende einer Woche: alle grünen [+] und roten [–] Kästchen zusammenzählen und die Anzahl der roten Kästchen von der Anzahl der grünen Kästchen abziehen.
Ab-/Zunahme/gleich	–		**weniger Wochen-Schlechtpunkte**	*Trage links dein **Wochen-Endgewicht** ein und rechne aus, ob du abgenommen hast! Male beide Ergebnis-Felder grün aus, wenn du abgenommen hast, gelb, wenn du gleich geblieben bist, und rot, wenn du zugenommen hast!*
			Gesamt-Wochenpunkte	

Aller Anfang ist »hoch« – der KILOBERG

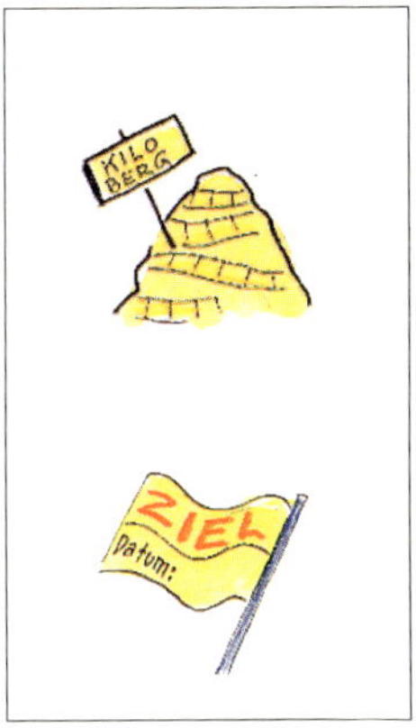

Vom KILOBERG willst du sicher hinunter. Nun, mit dem Abstieg kannst du gleich beginnen. Schlage die vorletzte Seite im WOCHENPASS auf. Vom KILOBERG zieht sich ein gewundener Weg hinunter ins Tal, zu deinem ZIEL. Das ZIEL ist jenes Gewicht, das du erreichen möchtest. Trage dieses Gewicht gleich in Kilogramm direkt unter der Zielflagge ein. Nun wirst du ja wissen, welches Gewicht du jetzt gerade hast – wenn nicht – kannst du dich ja abwiegen: zu Hause auf der Personenwaage zum Beispiel oder in der Apotheke, wenn ihr keine Waage zu Hause habt. Wieviele Kilogramm ist der Unterschied zu deinem Wunschgewicht? Daraus ergibt sich auch die Anzahl der Wochen, wielange du abnehmen sollst.

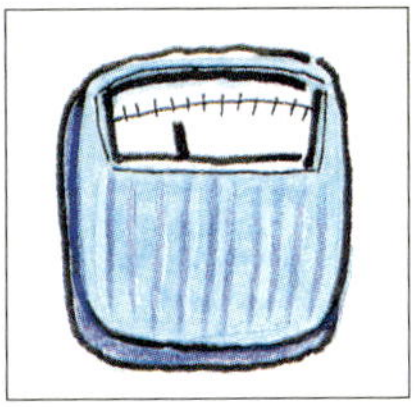

Dazu ein Beispiel: Erika ist 11 Jahre alt, 146 cm groß und möchte gerne 39 Kilogramm und nicht mehr haben.

Zur Zeit hat sie aber 45 Kilogramm. Der Unterschied zum Wunschgewicht beträgt also 6 Kilogramm.

In einer Woche soll man nicht mehr als ein halbes Kilogramm abnehmen. Wie lange wird also Erika brauchen, bis sie ihre 6 Kilogramm verloren hat? Richtig: Für 1 Kilogramm braucht sie 2 Wochen. Für 6 Kilogramm 6 mal 2 Wochen. Das ergibt also insgesamt (6 x 2) 12 Wochen.

Erika nimmt jetzt ihren Kalender zur Hand – oder bittet ihre Mutter um einen Kalender – und zählt vom heutigen Datum 12 Wochen nach vorne. Dieses Datum trägt sie dann auf der Zielfahne ein. Bis dann will sie ihre 6 Kilogramm verloren haben.

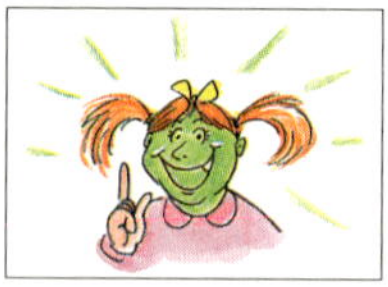

Jetzt ist aber noch der Einstieg in den Kiloberg zu markieren. Wie weit oben müsste Erika mit ihrer Wanderung

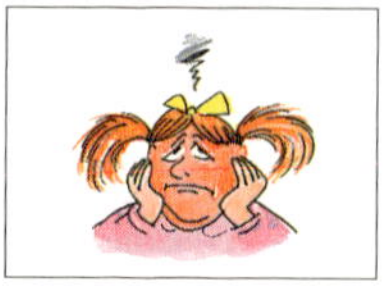

ins Tal beginnen, wenn jeder der eingezeichneten »Pflastersteine« ein halbes Kilogramm bedeutet?

Natürlich: 12 Pflastersteine oberhalb des Ziels wäre der Einstieg. Erika zählt also 12 Pflastersteine vom ZIEL aufwärts und klebt auf diesen Pflasterstein ihr erstes rotes Pickerl. Somit hat sie ihren Einstieg festgelegt.

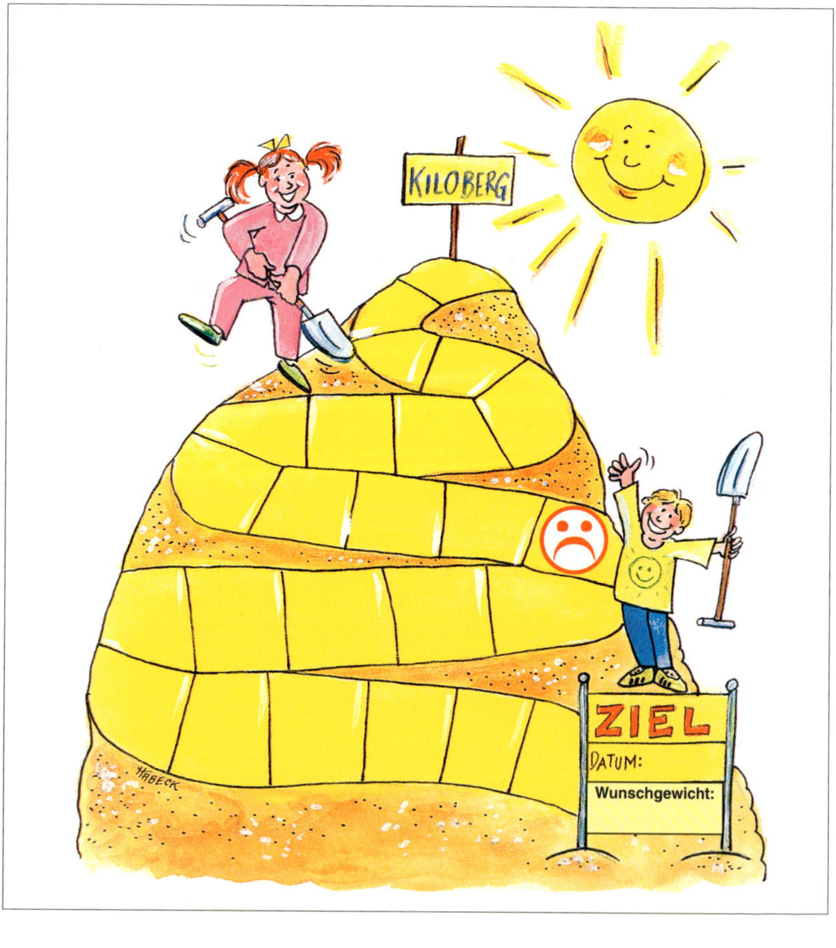

Nach einer Woche stellt sich unsere Erika wieder auf die Waage. Nehmen wir an, sie hat ein halbes Kilogramm abgenommen (bitte auf halbe Kilogramm auf- oder abrunden). Nun darf sie das rote Pickerl mit einem grünen überkleben. Der erste Pflasterstein wäre sozusagen geschafft, das erste halbe Kilogramm abgenommen. Bis zum Ziel sind es jetzt nur mehr 11 Pflastersteine (= 11 x 1/2 oder 5,5 Kilogramm).

Hätte aber unsere Erika gleich 1 Kilogramm in der ersten Woche abgenommen, könnte sie das rote Pickerl mit einem grünen überkleben und zusätzlich auf dem nächsten Pflasterstein Richtung Ziel auch ein grünes Pickerl aufkleben. Dann blieben nur noch 10 Pflastersteine (= 5 Kilogramm zum Abnehmen) über. Es könnte nun sein, dass Erika in der Folgewoche nicht abnimmt. Dann darf sie gar kein Pickerl kleben. Würde sie sogar wieder ein halbes Kilogramm zunehmen, müsste sie das letzte grüne Pickerl mit einem roten wieder überkleben. Dieses rote darf erst dann wieder durch ein grünes überdeckt werden, wenn neuerlich ein halbes Kilogramm abgenommen wurde.

So wie unsere Erika wirst nun auch du mit deinem Kiloberg verfahren, solange bis du dein Ziel erreicht hast.

Kinder und Jugendliche, die gar nicht an Gewicht abnehmen wollen, sondern versuchen, ihr Gewicht zu halten, tragen unter dem ZIEL ihr momentanes Gewicht ein. Gleichzeitig kleben sie darunter ein rotes Pickerl. Wenn sie nach 1 Woche genau das gleiche Gewicht haben, dürfen sie dieses mit einem grünen Aufkleber verdecken. Hätten sie allerdings ein halbes Kilogramm zugenommen, müssten sie ein Stück den Berg hinaufwandern und auf dem ersten Pflasterstein ebenfalls ein rotes Pickerl anbringen, das erst dann wieder durch ein grünes verdeckt werden darf, wenn das halbe Kilogramm wieder abgenommen wurde. Bleibt ein Kind oder Jugendlicher immer auf seinem gleichen Gewicht, dann klebt er jede Woche ein grünes Pickerl im Zielraum. Man braucht dann nur diese Kleber zusammenzählen, um zu wissen, wieviele Wochen man bereits sein Gewicht hält.

Gutpunkte sammeln – die WOCHENKARTE im Wochenpass

Der Start ist erfolgt. Du hast deine ALLTAGSKARTE ausgefüllt, auf dem KILOBERG dein Wunschgewicht festgelegt und den »Einstieg« markiert. Beim ZIEL auf dem KILOBERG hast du auch ein Datum eingetragen, wann du dein Wunschgewicht erreicht haben möchtest. Bis zu diesem Zeitpunkt, zumindest aber über 10 Wochen, wirst du jetzt versuchen, möglichst viele Gutpunkte zu sammeln. Kinder und Jugendliche, die nicht abnehmen möchten, sondern ihr Gewicht halten, werden auch über 10 Wochen hindurch ihre Gutpunkte zusammenzählen.

Zum Festhalten der Gutpunkte braucht man eine Seite im Wochenpass, die WOCHENKARTE, und zwar jede Woche eine neue Wochenkarte. In der ersten Zeile trägst du am besten gleich das Datum und dein Wochenanfangsgewicht ein. Diese WOCHENKARTE wirst du jetzt jeden Tag zur Hand nehmen und ausfüllen. Du beginnst mit der Einstiegs-Wochenkarte, weil wir ja nicht wissen, an welchem Tag du mit dem »Schlank-ohne-Diät«-Programm beginnst.

Du entscheidest selbst, ob du jetzt – weil du das »Schlank-ohne-Diät«-Programm durchführst – bei deinen Mahlzeiten etwas »besser« machst oder nicht.

»Besser machen« kann Verschiedenes bedeuten, zum Beispiel:

☞ Du isst bei einer Mahlzeit weniger als früher.

☞ Deine Schuljause besteht jetzt nicht wie früher aus einer Mehlspeise, sondern du isst ein Stück Obst.

☞ Du achtest darauf, gemeinsam mit deinen Eltern, dich »ausgewogen«, also gesünder als früher, zu ernähren.

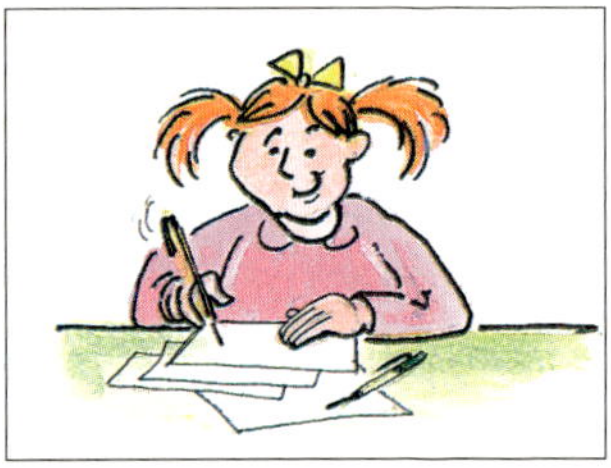

Schlag deine ALLTAGSKARTE im WOCHENPASS (Seite 2) auf, schau, was du früher gegessen hast und entscheide dann, ob du einen Gutpunkt verdient hast oder nicht. Bist du im Zweifel, berate dich mit deinen Eltern. Auf jeden Fall, wenn du glaubst, dir gebührt beim Frühstück, bei der (Schul-)Jause, beim Mittagessen, bei der Nachmittagsmahlzeit oder beim Abendessen ein Gutpunkt, male das »Plus«-Kästchen jeweils mit grünem Stift aus.

Sollte es vorkommen, dass du – wenn du ehrlich zu dir selbst bist – eigentlich bei einer Mahlzeit etwas »schlechter« gemacht hast als früher, dann musst du dir einen Schlechtpunkt geben. In diesem Fall malst du das »Minus«-Kästchen rot an.

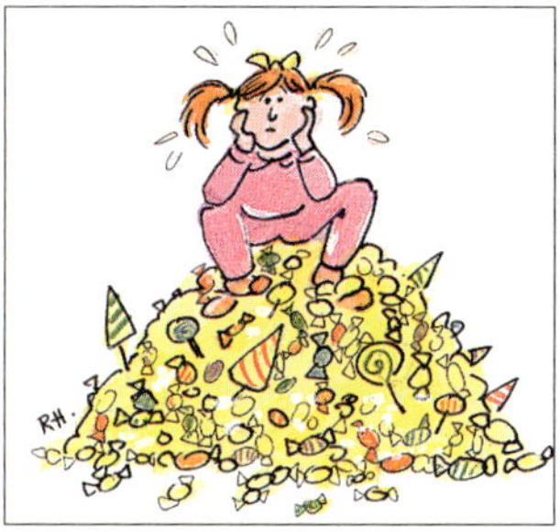

Sich bei einer Mahlzeit ungünstiger zu verhalten, kann beispielsweise bedeuten:

- ☞ zuviel zu essen,
- ☞ weniger »gesunde« Nahrungsmittel zu konsumieren,
- ☞ oder auch ein Frühstück, das man essen sollte, um in der Schule keinen »Heißhunger« auf Süßes zu bekommen, ausfallen zu lassen.

Hat sich bei einer Mahlzeit nichts gegenüber früher geändert, dann wirst du das »Null«-Kästchen gelb anmalen.

So wie du bei jeder Mahlzeit beurteilst, ob du einen Gutpunkt, Schlechtpunkt oder weder-noch verdient hast, machst du das am Ende eines Tages auch für

- ☞ Süßigkeiten: ob du dich besser beherrschen konntest als früher,
- ☞ kalorienreiche Getränke: ob du diese durch andere kalorienärmere Getränke ersetzen konntest,
- ☞ Essen (Naschen) ohne Hunger: ob du etwas gegessen hast, nur weil dir langweilig war oder weil du deine Aufgabe nicht machen wolltest,

- ☞ (Schul-)Turnen: ob du dort jetzt fleißiger mitmachst als früher oder sogar zu Hause zusätzlich turnst,
- ☞ Sport: ob du begonnen hast, einen Sport (wie Schwimmen, Laufen, Tennisspielen usw.) nunmehr intensiver zu betreiben,
- ☞ Bewegung im Alltag: ob du auf Rolltreppen, Aufzüge oder auch Straßenbahn verzichtet hast und zu Fuß gegangen bist.

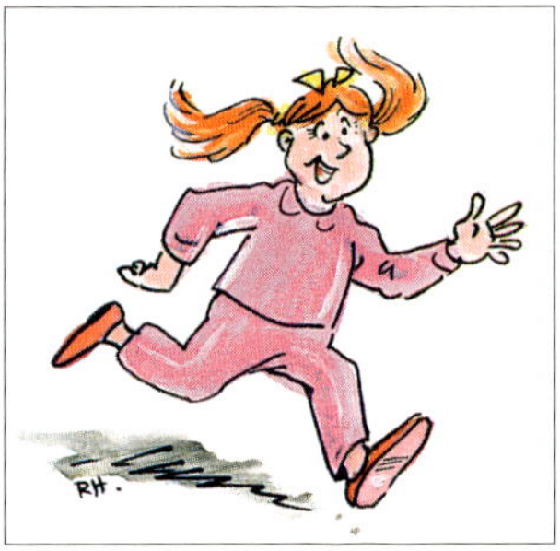

Am Ende eines Tages hast du elf Kästchen ausgemalt: jeweils grün oder gelb oder rot. Dieses Anmalen wiederholt sich nun jeden Tag. Am Ende der ersten vollen »Schlank-ohne-Diät«-Woche ist die 1. WOCHENKARTE fertig ausgemalt.

Nun beginnt das Zusammenzählen der Gut- und Schlechtpunkte. Die gelben Kästchen kannst du außer Acht lassen.

Neben »Wochen-Gutpunkte« wird die Anzahl der grünen Kästchen in der WOCHENKARTE eingetragen. Neben »Wochen-Schlechtpunkte« die Anzahl der roten Kästchen. Wenn du die Schlechtpunkte von den Gutpunkten abziehst, kommst du auf deinen ersten »Gesamt-Wochenpunkte-Wert«. Hoffentlich hast du nicht mehr rote Kästchen als grüne. Denn dann hast du einen »Minus-Wert« erzielt und das »Schlank-ohne-Diät«-Programm sicher nicht ernst genommen.

Was machst du jetzt mit deinen Wochenpunkten? Du vergleichst diese mit deinem Gewicht. Rechne also den Unterschied zwischen deinem Wochenanfangsgewicht und deinem Gewicht nach 7 Tagen »Schlank-ohne-Diät«-Programm aus.

Male das Doppelfeld »Gesamtwochenpunkte/Gewichtsbilanz« grün (abgenommen), gelb (gleichgeblieben) oder rot (zugenommen) aus.

Hast du nicht abgenommen, kann es daran liegen, dass du noch zuwenig Wochenpunkte sammeln konntest und du dich in der folgenden Woche bemühen solltest, mehr Punkte zu erreichen.

Du hast ja eine Reihe Möglichkeiten dazu: weniger oder »gesünder« essen, beim »Naschen« oder »Zwischendurch-Essen« mehr aufpassen oder dich mehr im Alltag und beim Sport bewegen.

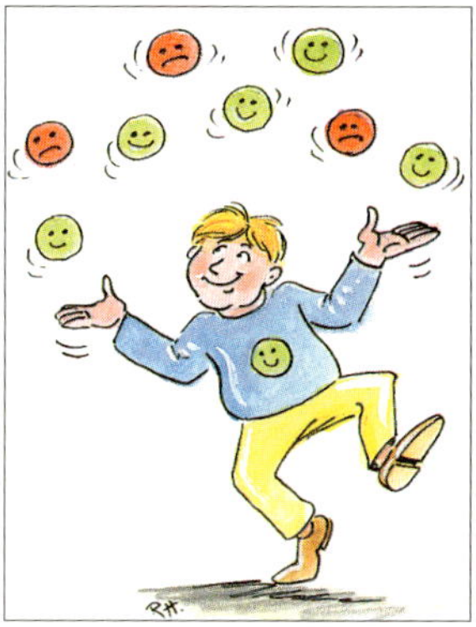

Was dir aber noch helfen könnte, sind

Verhaltensregeln.

Beim Abnehmen solltest du nicht nur darauf achten, »wieviel« du isst, sondern auch, »wie« du isst und ob du auch ausreichend Bewegung machst. Die Verhaltensregeln sollen dir dabei helfen.

Verhaltensregeln nimmst du dir in der ersten Woche am besten noch nicht vor. Da hast du ja genug zu tun: Die Alltagskarte gehört ausgefüllt, der Kiloberg muss entsprechend markiert werden, und du wirst dich bemühen, mit den Eintragungen im Wochenpass zurechtzukommen.

Ab der zweiten Woche solltest du aber daran gehen, dir die eine oder andere Verhaltensregel auszusuchen und diese zukünftig auch einzuhalten.

<u>Wie gehst du am besten dabei vor?</u>

☞ Schau dir die Angebote an Verhaltensregeln auf den nächsten Seiten gut an.

☞ Überlege, welche Verhaltensregel für dich sinnvoll wäre und dir beim Abnehmen helfen könnte.

☞ Wähle dir eine, zwei oder höchstens drei dieser Regeln aus.

☞ Jede Regel ist mit einer Zeichnung versehen.

☞ Die Zeichnung(en) der von dir ausgewählten Regel(n) zeichnest du in deine persönliche Regel-Sammlung (»Meine neuen Verhaltensregeln«, Wochenpass S. 24 – 26) ein, oder wenn du nicht zeichnen magst, schreibst du die Regel(n) in das vorgesehene Feld.

- ☞ Am Ende der Woche beurteilst du, wie du die Regel(n) einhalten konntest. Male das entsprechende Kästchen an: Grün + bedeutet: ist mir »sehr gut« oder »gut« gelungen. Rot – bedeutet: ist mir »schlecht« oder »gar nicht« gelungen.
- ☞ Wenn dir eine Regel gut gelungen ist und du der Meinung bist, dass sie dir hilft, wirst du sie wahrscheinlich auch nächste Woche wieder auswählen.
- ☞ Wenn dir eine Regel noch nicht so gut gelungen ist, aber du glaubst, dass sie sehr sinnvoll für dich wäre, wirst du sie sicher weiterüben, und diese wieder in das Verhaltensregel-Feld der nächsten Woche eintragen.
- ☞ Wenn du mit einer Regel gar nicht zufrieden bist oder du glaubst, dass dir diese Regel gar nicht nützen wird, dann wirst du dir in der Folgewoche eine andere auswählen und diese versuchen.
- ☞ Am Ende der vorgesehenen Wochen des »Schlank-ohne-Diät«-Programms solltest du dann drei »gute« Regeln haben, die dir beim Abnehmen helfen, und die du auch in Zukunft einhalten möchtest,
- ☞ Daher ein Tip für den Beginn: Wähle am Anfang eher nur eine Regel aus und probiere erst in den nächsten Wochen, die eine oder andere dazuzunehmen. Du solltest dich ja nicht mit zu vielen Auflagen gleich am Anfang überfordern. Besser ist es, diese Verhaltensregeln langsam zu »lernen«, sie dann aber dafür umso besser zu »können«.

Und nachfolgend ist das Angebot an

Verhaltensregeln

zur Auswahl für deine ganz persönliche Regel-Sammlung:

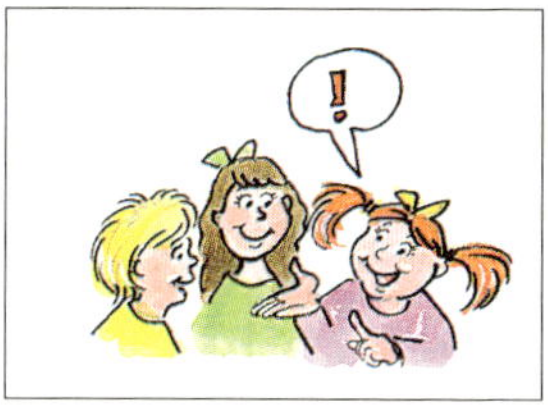

Guten Freunden erzähle ich, wie ich mit dem »Schlank-ohne-Diät«-Programm abnehme.

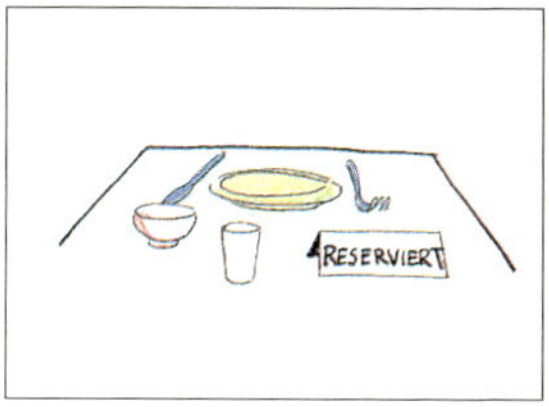

Zu Hause richte ich mir einen Essplatz ein: Ich esse immer am selben Platz, habe einen eigenen Teller, eine eigene Schüssel, eine eigene Schale.

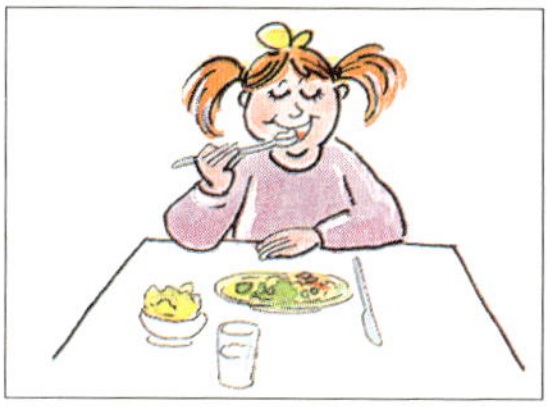

Wenn ich esse, mache ich nichts mehr nebenbei: Ich spiele nicht, schaue nicht fern und lese nicht; ich genieße mein Essen.

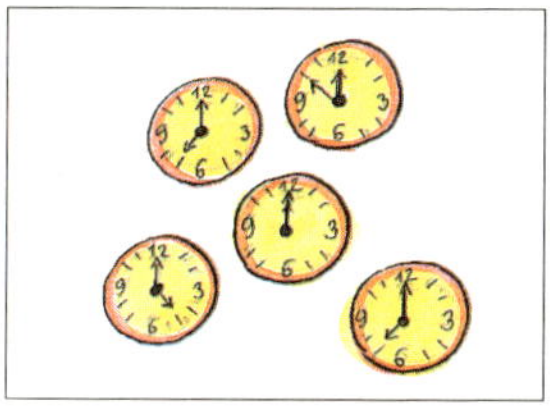

Ich esse fünf Mahlzeiten am Tag und nur zu diesen Mahlzeiten.

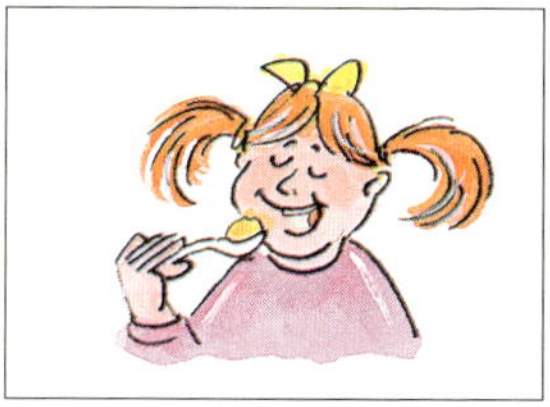

Ich esse langsam, damit mein Körper Zeit hat, zu merken, wann ich satt bin.

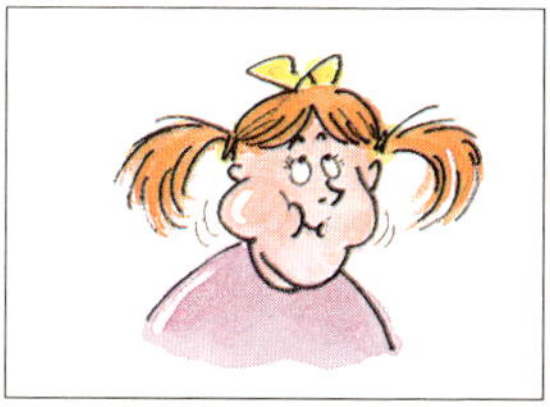

Ich kaue jeden Bissen sehr sorgfältig und achte genau auf den Geschmack des jeweiligen Nahrungsmittels.

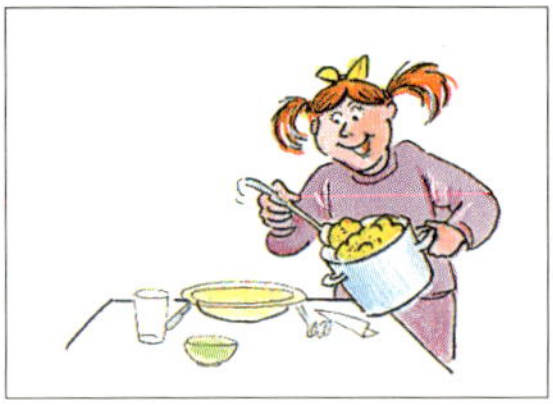

Ich nehme mir selbst meine Portionen auf den Teller und fasse niemals nach.

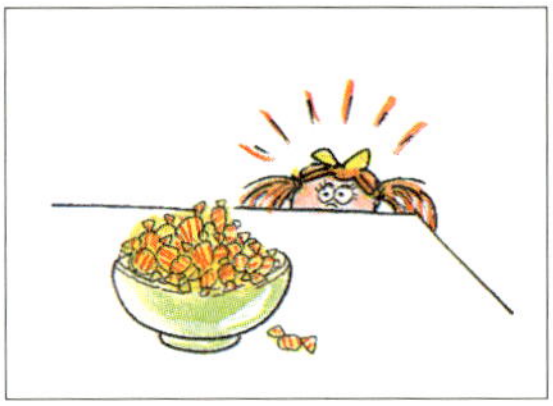

Ich achte darauf, dass ich nicht in Situationen komme, von denen ich weiß, dass sie mich zum Essen verleiten.

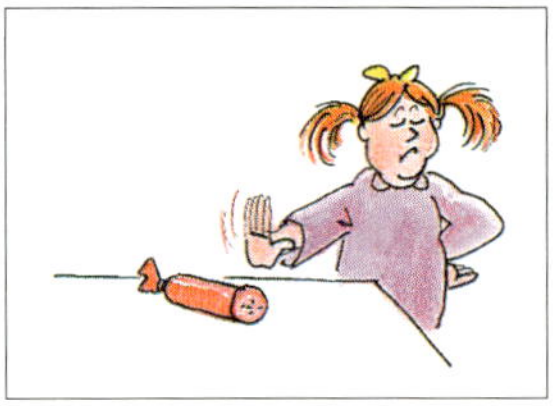

Um von einem bestimmten Lebensmittel nicht dauernd zu viel zu essen, nehme ich mir für eine Woche vor, auf

____

zu verzichten.

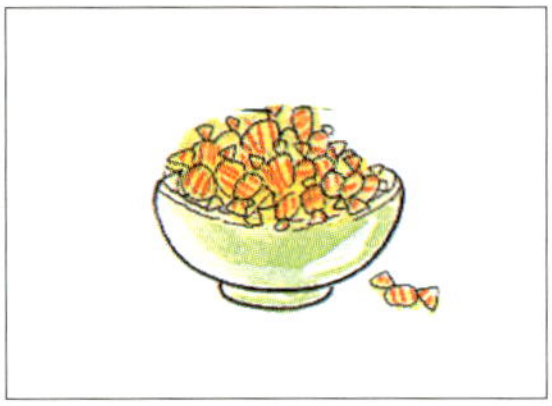

Ich lege mir von den Nahrungsmitteln, die mich zum Essen verleiten (z. B. Süßigkeiten), keine Vorräte an.

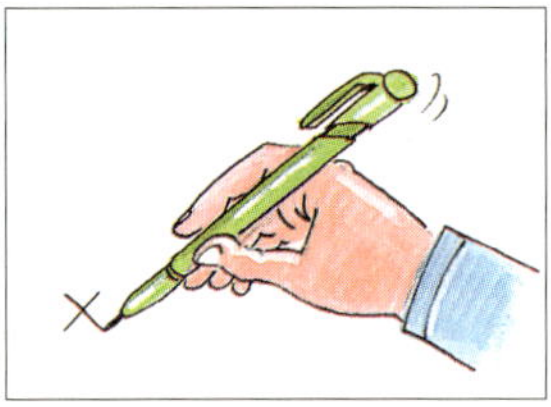

Ich schreibe mir auf, was ich in »kritischen« Situationen – statt zu essen – machen werde.

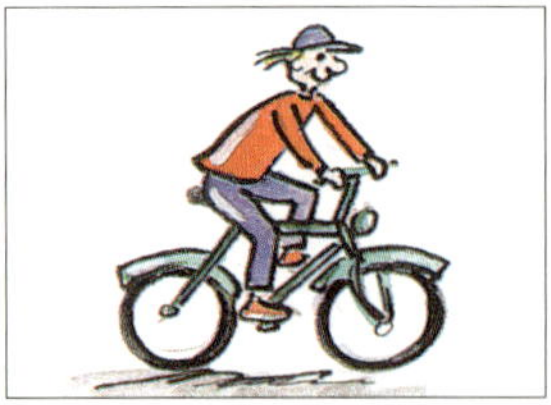

Diese Woche möchte ich mindestens _____ Stunden Sport betreiben.

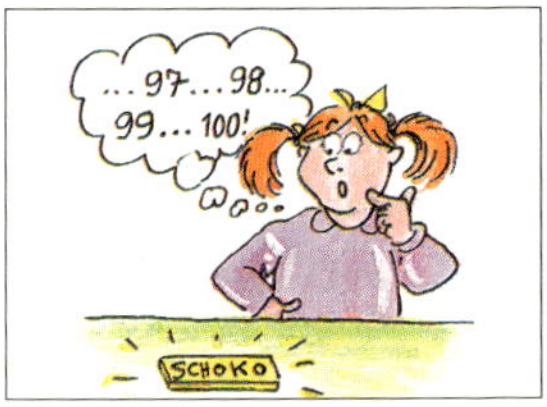

In Verführungssituationen greife ich nicht gleich zu, sondern zähle vorerst bis 100. In dieser Zeit überlege ich, ob sich der Genuss des Essens »auszahlt«.

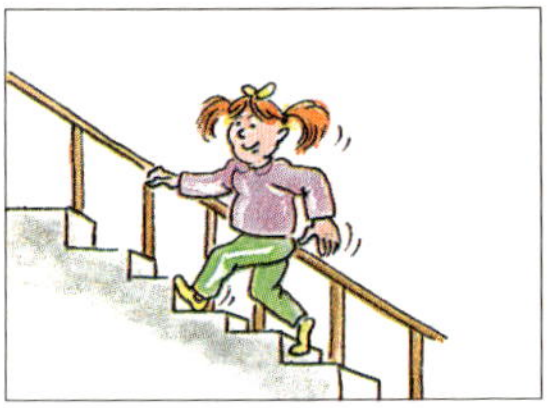

Statt mit dem Aufzug oder der Rolltreppe zu fahren, benütze ich zukünftig die Stufen.

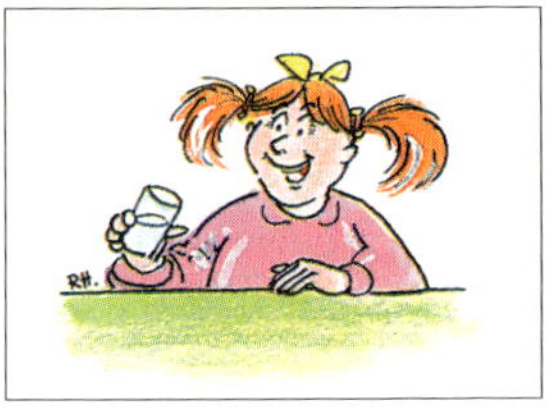

Ich trinke nur in kleinen Schlucken und stelle das Getränk nach jedem Schluck weg.

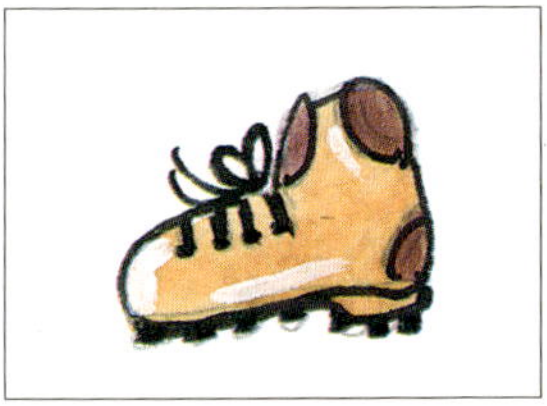

Statt den Bus, die Straßenbahn oder ein anderes Verkehrsmittel zu benützen, gehe ich ab und zu ein Stück zu Fuß.

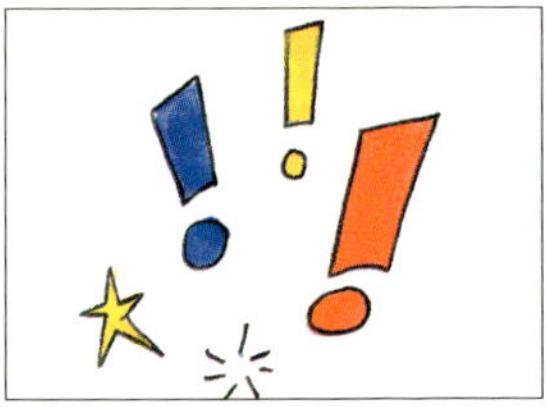

Größere und auch kleinere Erfolge erzähle ich meiner Familie und Freunden.

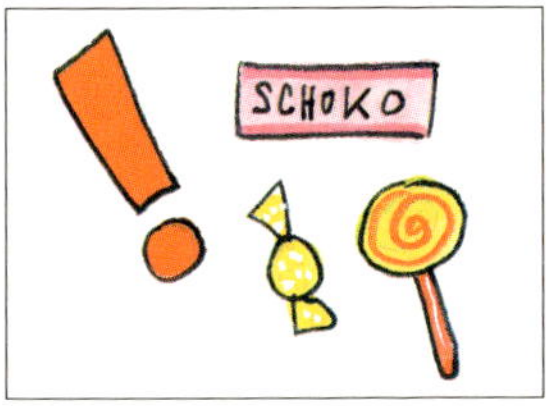

Meine ganz persönliche Verhaltensregel lautet:

Belohnungen

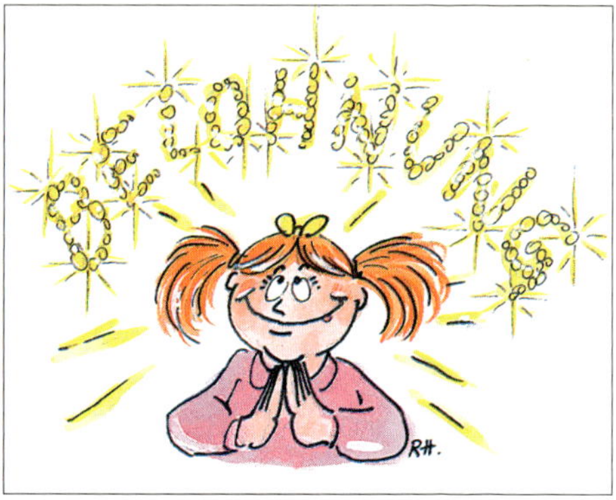

Wenn man abnehmen möchte, und es zeigt sich auf der Personenwaage von Woche zu Woche ein geringeres Gewicht, und du merkst, wie du dich am KILOBERG immer mehr deinem Ziel näherst, ist das eigentlich schon eine schöne Belohnung.

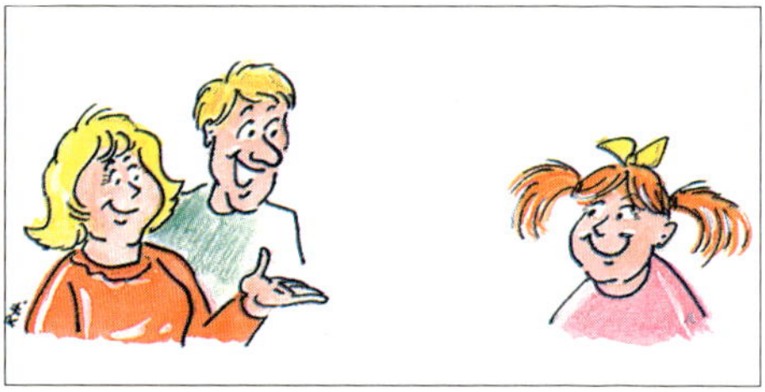

Trotzdem fällt dir das Abnehmen wahrscheinlich leichter, wenn du noch zusätzliche Belohnungen erwarten kannst. Daher könntest du mit deinen Eltern ein Belohnungssystem ausmachen, das folgendermaßen aussieht:

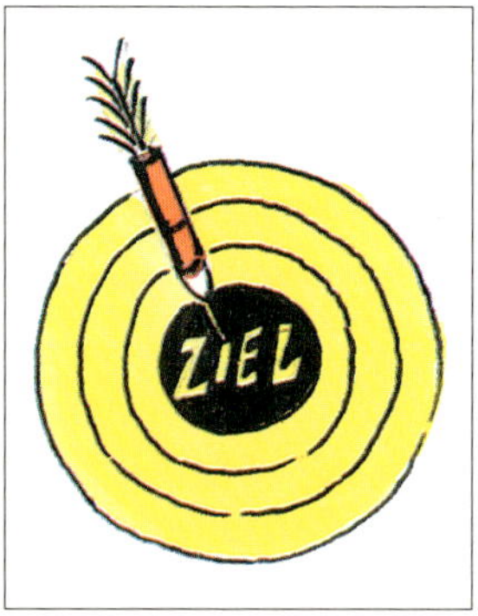

- Für bestimmte erreichte Ziele, auch wenn es nur kleinere Schritte zum Erfolg sind, vereinbarst du mit deinen Eltern eine Belohnung, wie z. B.: Du darfst Freunde einladen, du darfst ins Kino, in den Zirkus oder zu einer sonstigen Veranstaltung gehen, du bekommst in dieser Woche mehr Taschengeld, du darfst dir deine Lieblings-Jugend-Zeitschrift kaufen, du darfst einmal länger als sonst der Hitparade zuhören und… und… und.
- Natürlich musst du von vornherein auch bestimmen, welche »Schritte« belohnt werden. Belohnungen kann es zum Beispiel fürs Einhalten von selbstgewählten Verhaltensregeln geben,

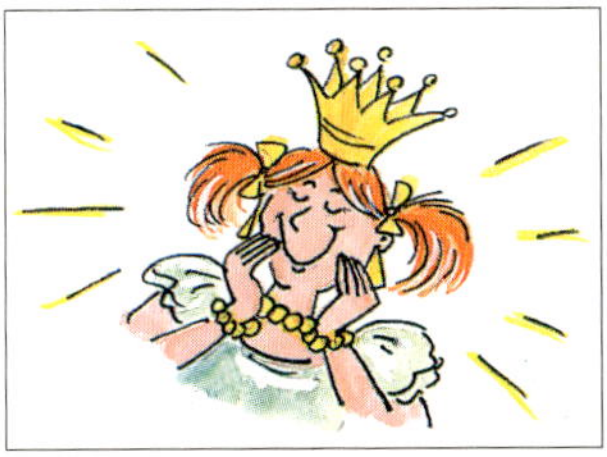

für einen Erfolg beim Abnehmen, für das Widerstehen bei Versuchungssituationen, für eine Extraleistung bei der körperlichen Bewegung und... und... und...

Du musst dir also, gemeinsam mit deinen Eltern, ein eigenes Belohnungssystem erstellen. Während des »Schlank-ohne-Diät«-Progamms kannst du mit deinen Eltern – soferne sie dabei mitmachen – für jede Woche maximal 3 kleine Belohnungen für erreichte Ziele vereinbaren.

Dazu ist es aber notwendig, vorerst in deine BELOHNUNGSLISTE (Wochenpass, S. 27) einzutragen, welche Belohnungen für dich interessant wären. Vielleicht können dir deine Eltern schon dabei ein bisschen helfen.

Auf alle Fälle sollten sie dich dann unterstützen, wenn es um das Festlegen der Belohnungsziele auf der ZIELELISTE (Wochenpass, S. 28) geht.

Am BELOHNUNGSVERTRAG (Wochenpass, S. 29) werden dann die Belohnungen und Ziele fixiert. Wird das Ziel erreicht, wird es abgehakt; ist die Belohnung eingetreten, wird diese auch abgehakt. Ein ordentlicher Vertrag hat auch 2 Unterschriften der Vertragspartner (deine Eltern und du)!

Risikosituationen

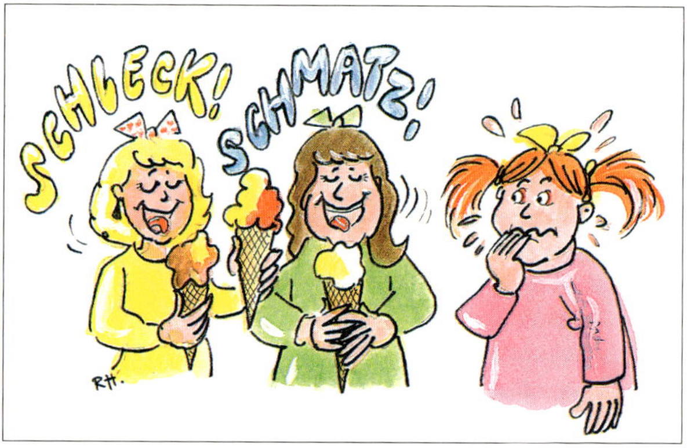

Risikosituationen sind Momente, in denen du glaubst, nicht widerstehen zu können. Obwohl du gerade vorher gegessen hast, verspürst du ein unheimliches Verlangen doch wieder zuzugreifen. Dein Appetit wird zu einem scheinbar unüberwindbaren Bedürfnis.

Wenn man sich schon vorher mit seinen »eigenen« Risikosituationen beschäftigt hat und überlegt, wie man diese doch »überstehen« könnte, kann einem dies in der konkreten Situation sehr helfen.

<u>Es gibt verschiedene Risikosituationen:</u>

- Anblick von verlockendem Essen,
- »Nebenbei«-Essen,
- Verführungssituationen.

Kennst du deine persönlichen Risikosituationen? Wann läufst du Gefahr, etwas zu essen, zu naschen oder zu trinken, obwohl du eigentlich gar nicht hungrig oder durstig bist? Passiert dir das zum Beispiel, wenn du bei einem Zuckerlgeschäft vorbeigehst, wenn dein Freund gerade ein Eis lutscht oder wenn du im Fernsehen die Werbung für Süßigkeiten siehst? Kann es auch vorkommen, dass du beim Spielen, beim Lernen, beim Musikhören usw. fast immer »automatisch« etwas in den Mund stecken musst? Passiert es dir, dass dich andere Personen zum Essen überreden wollen?

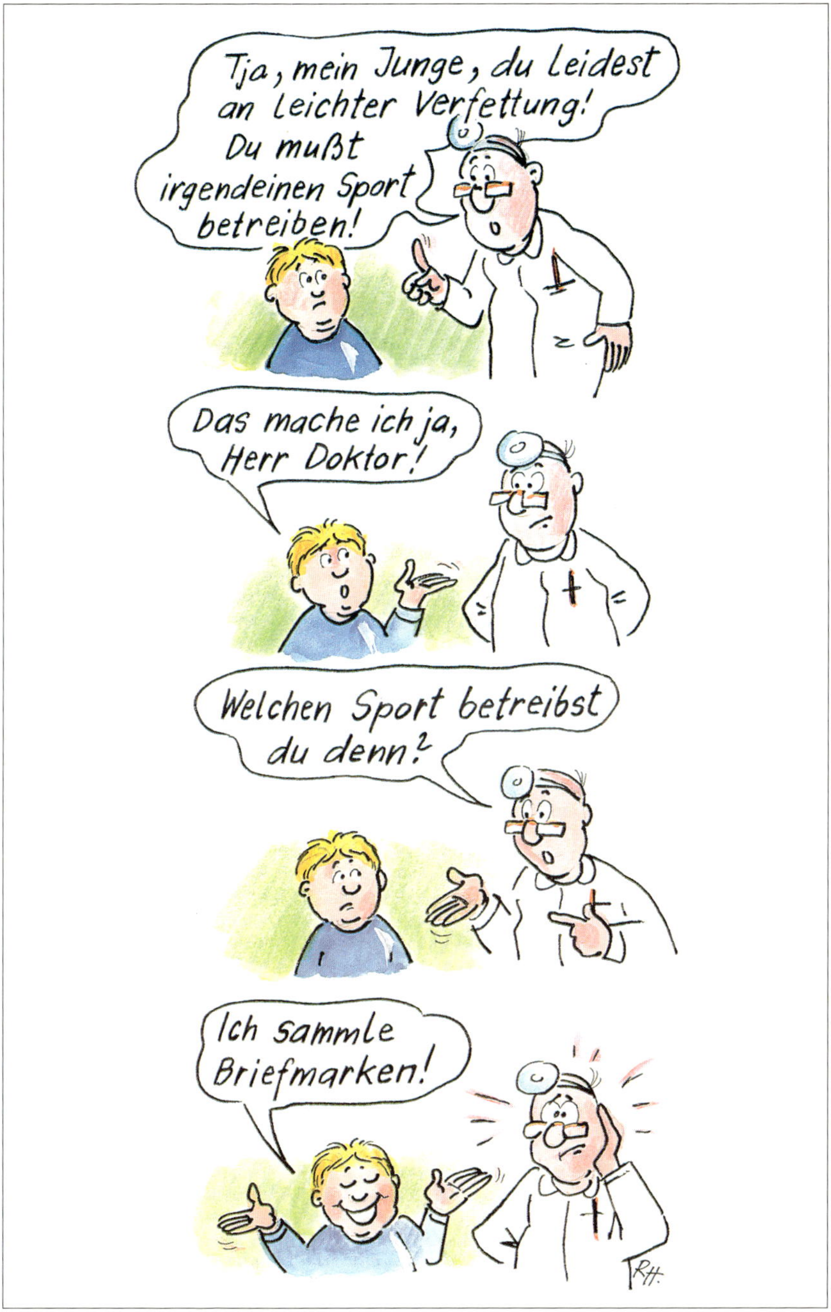
Tja, mein Junge, du leidest an leichter Verfettung! Du mußt irgendeinen Sport betreiben!
Das mache ich ja, Herr Doktor!
Welchen Sport betreibst du denn?
Ich sammle Briefmarken!
RH.

Versuche, in deinen RISIKOPASS (Wochenpass, S. 30) möglichst alle »Risikosituationen« einzutragen, die dir einfallen. Das muss natürlich nicht auf einmal sein, sondern immer dann, wenn dir wieder eine derartige Risikosituation unterkommt. So kann sich dein Risikopass im Rahmen des »Schlank-ohne-Diät«-Programms langsam füllen.

Gleichzeitig solltest du aber auch überlegen, wie du in Zukunft diesen Risikosituationen begegnen möchtest. Ob du vielleicht versuchst, um das Zuckerlgeschäft einen größeren Bogen zu machen, beim Musikhören statt den Schokoriegel zu essen, ein Glas Mineralwasser zu trinken, und Freunden, die dich zum Essen verleiten wollen, deutlich zu sagen, dass du dies jetzt nicht willst, weil ... (den Grund solltest du dir selbst überlegen).

Trage für jede Risikosituation unter »Risikobewältigung« möglichst eine, besser zwei »Bewältigungsstrategien« ein, die du in Zukunft anwenden möchtest. Lies dir diese Risikosituationen immer wieder durch und überprüfe, welche Bewältigungsmethoden sich bei dir gut bewährt haben und welche weniger gut.

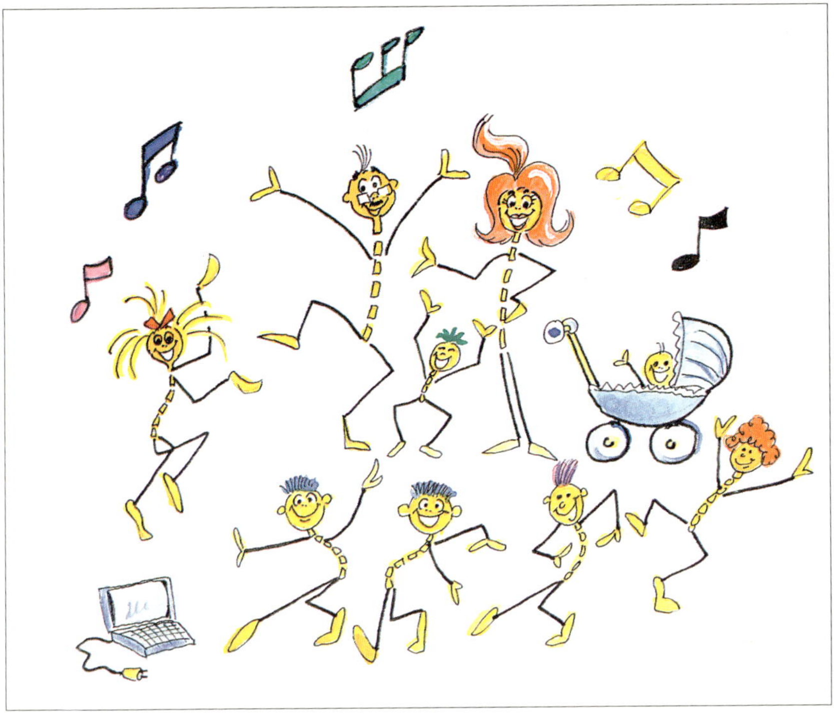

Die Wirbelix-Saga

Wirbelumba und Wirbeljumbo

Im Reich der Wirbelixen gab es in der Familie Wirbelix neben Wirbelix Vater und Wirbelix Mutter und vielen Wirbelix Kindern auch ein Zwillingspärchen: Wirbelumba und Wirbeljumbo.

Sie waren mit ihren 8 Wirbelixjahren schon relativ mollig, bewegten sich auch nicht sehr gerne und zogen sich immer mehr von den Wirbelixspielen ihrer Freunde zurück. Am liebsten waren sie allein und verzogen sich mit dem Labtop in ihr Wirbelixcyberspace.

Da die Wirbelixdorfgemeinschaft aber ihre Freunde nicht an Cyberspace verlieren wollte, versuchte sie, die Zwillinge immer wieder aufzumuntern, an ihren Spielen und Unterhaltungen teilzunehmen. Aber die Zwillinge erklärten, dass es gemütlicher und weniger anstrengend wäre, im Cyberspace zu spielen, als Rollschuh zu laufen und Drachen zu besiegen.

Obwohl sie dies ihren Freunden gegenüber erklärten, spürten sie aber selbst, dass nur Cyberspace spielen auf die Dauer nicht lustig war und dass sie immer mehr interessante Dinge versäumten, die ihre Freunde gemeinsam unternahmen.

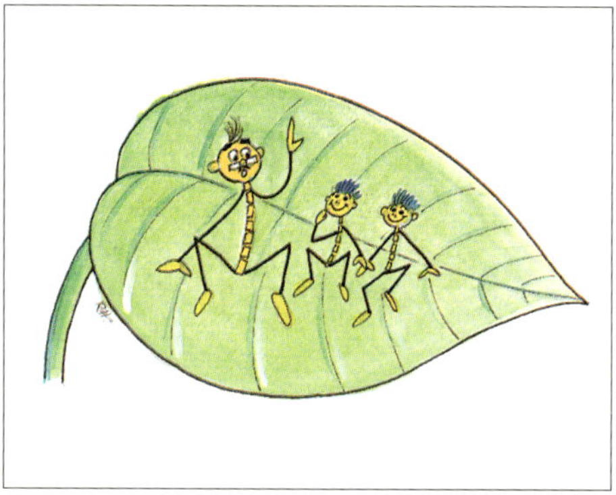

Als Vater Wirbelix merkte, dass Wirbelumba und Wirbeljumbo sich ein bisschen in die Gemeinschaft zurückzusehnen begannen, erzählte er ihnen die Geschichte vom Käferimbo, der in grauer Vorzeit eine Art Volkswagen bei den Wirbelixenvölkern war.

Die Käferimben waren die Transportmittel der Wirbelixen zu Wirbelixenurzeiten. Die Käferimben waren Tiermaschinen, halb Tier und halb Maschine. Sie bewegten sich auf Rollen, die sie mit beweglichen Gliederfüßen antrieben. Als Motor diente eine Muskelmaschine nach dem Prinzip des Bio-Vegeto-Motors, welcher mit Harz betrieben wurde.

Die Käferimben verkehrten zwischen den Wohn- und Arbeitsorten der Wirbelixen, da diese schon zu Urzeiten erkannt hatten, dass man den Schmutz und Stress der Arbeitswelt auch räumlich von den Wohnwelten trennen sollte. Für die Strecke von 800 Lärchenlängen, die sie am Morgen hin, zu Mittag hin und zurück und am Nachmittag nach Ende der Arbeit wieder zurücklegten, tankten die Käferimben jeden Morgen, zu Mittag und am Abend immer gerade soviele Hohlräume Harz, wie sie für die Fahrten zwischen den Dörfern verbrauchten.

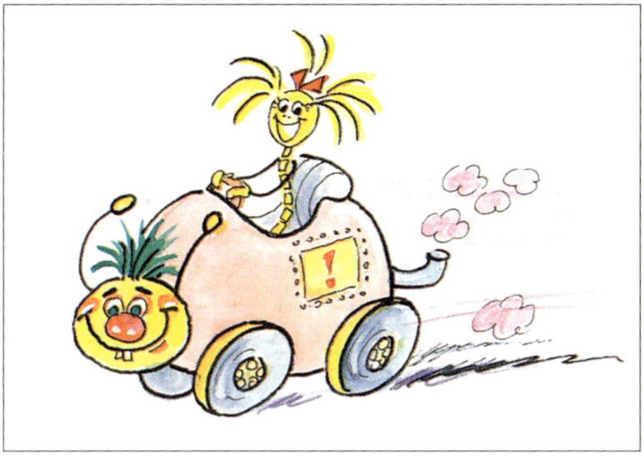

Sie nannten dies FaHa – sozusagen für eine Fahrt ein Harz – (die Energiewaage).

Wenn jedoch mehr Arbeit zu tun war und schwerere Gegenstände zu transportieren waren, dann konnten sich die Käferimben diesen Aufgaben anpassen, weil sie ja auch eine organische Hälfte hatten. Je mehr sie leisten mussten, desto stärker wurde der Muskelmotor, und wenn sie mehr Lasten zu transportieren hatten, wurden auch die Hohlkörper größer und gleichzeitig wuchs der Harztrank, so dass sie auch mehr Harz mitführen konnten. Wenn die Arbeit jedoch zurückging, dann wurde auch der Muskelmotor wieder kleiner und der Harztrank schrumpfte wieder auf seine ursprünglichen 3 bis 4 Hohlräume zusammen.

Damit die Käferimben die schnelle und bewegliche Truppe blieben, die dem aktiven Leben der Wirbelixen entsprach, mussten sie ihren Muskelmotor warmhalten – sozusagen ein höheres Standgas laufen lassen – damit das Harz nicht stockte und zu einer Harzrinde verdickte. Für dieses »Standgas« war pro Tag ein halbes Hohlraummaß Harz vorgesehen, welches für mittlere Muskelmotoren ausreichte, bei größeren und flinkeren aber erhöht werden musste.

Hatte sich jedoch einmal bei einem Käferimbo eine Harzrinde gebildet, weil er z. B. keinen Fahrteinsatz hatte und trotzdem aus Gewohnheit weiter Harz getankt hatte, welches sich dann verdickte, dann konnte diese Harzrinde nicht einfach wie frisches Harz zum Betreiben des Muskelmotors verwendet werden, sondern musste zuerst aufgeweicht werden. Das war aber nicht so einfach und konnte nicht mit Verdünnungsmitteln geschehen wie zum Beispiel durch Zumischen von Birkensaft, sondern die Käferimben mussten eine eigene Technik anwenden: den sogenannten Käferumba.

Dabei spielte ein begabter Käfertrommler auf einem trockenen Platanenblatt einen harzschmelzenden langsamen Rhythmus und die Käferimben rolltanzten langsam dazu. Nach einiger Zeit begannen dann die Harzrinden weicher und weicher zu werden, und es stieg ein leichter Rauch auf, der aromatische Käferumbarauch, der anzeigte, dass ein kleiner Teil der Harzrinde verraucht war. Um eine dickere Harzrinde aufzuweichen und zu verrauchen, musste daher öfter und immer wieder Käferumba rollgetanzt werden.

Einem kleinen Käferimbo passierte es nun einmal, dass er auf seiner Fahrt zum Arbeitsort keine echte Aufgabe zugeteilt bekommen hatte. Als er daher auf dem halben Weg zum Dorf im Wald eine Lichtung entdeckte, ließ er seinen Motor langsam ausrollen und ruhte ganz einfach vor sich hin.

Zu Mittag, als die Gruppe der Käferimben zurück zum Wohndorf rollte, schloss er sich der Gruppe wieder an. Niemand hatte etwas gemerkt. Wie alle anderen ging auch er seinen Teil Harz tanken – er wollte ja nicht auffallen. Das machte er einige Tage lang, und da er sich von seiner Lichtung nicht fortbewegte, verlangsamte sich sein »Standlauf«, und er begann sich etwas schlaff zu fühlen. Gleichzeitig bemerkte er zwei, nein, gleich drei Veränderungen an sich. Der Weg zur Lichtung, der ja nur halb so lang war wie der Weg zum Dorf, schien ihm bereits Schwierigkeiten zu machen. Und wenn er seine Muskelmaschine betrachtete, so schien sie ganz geringfügig kleiner zu werden. Außerdem merkte er, dass er mehr zu schleppen hatte. Da er doch immer nur die Hälfte des Harzes verbraucht hatte, die er täglich mit den anderen tankte, hatte sein Körper bereits begonnen, Harzspeicher aufzubauen, und ein Teil des nicht gebrauchten Harzes wurde bereits zur dicken Harzrinde.

Als er eines weiteren Tages mit den anderen Käferimben bis zum Dorf mitrollen musste, da verlor er sie schon nach dem ersten Drittel des Weges aus den Augen und kam erst viel, viel später am Sammelplatz an. Er merkte auf einmal, dass er sich viel mehr anstrengen musste als seine Freunde. Auch seine Freunde merkten die Veränderung an ihm, und sie beratschlagten, wie sie ihm helfen konnten. Die einen meinten, man solle versuchen, die Harzrinde in der Sonne abzuschmelzen, und die anderen schlugen vor, ihn das nächste Mal mit vereinten Kräften den Hügel hinaufzuschieben.

Käferimbo wollte sich aber nicht auf diese Weise von seinen Freunden helfen lassen. Er dachte, wenn er kein Harz mehr tanken würde, dann müsste die Harzrinde von selbst wieder abgebaut werden.

Aber als er sich am nächsten Tag – er hatte sich bei der Harztankstelle vorbeigeschwindelt – ohne frisches Harz auf den Weg machte, da wurde er so schwach und müde, dass er überhaupt nicht bis zum Dorf kam, und seine Freunde mussten ihn bei der Rückkehr zum Wohndorf ein ganzes Stück schieben. Da sie sahen, wie schwach und matt er war, wandten sie sich an den Käferimbenrat um Hilfe.

Der Käferimbenrat ließ sich von Käferimbo und seinen Freunden genau erzählen, wie er in seine missliche Situation geraten war. Und da auch bei anderen Käferimben immer wieder ähnliche Probleme aufgetaucht waren, wussten sie genau, wie Käferimbo zu helfen war.

»Erstens«, erklärten sie ihm, »musst du alles versuchen, dass die Harzrinde nicht noch stärker und schwerer wird. Das kannst du damit erreichen, dass du wie alle anderen jeden Tag zum Arbeitsdorf und dann wieder zum Wohndorf rollst. Die 800 Lärchenlängen brauchen gerade so viel Harz, wie du tankst – du kannst also zuerst genau so viel tanken wie bisher – aber du musst die gleiche Arbeit machen wie die anderen.«

Der kleine Käferimbo fand, das ließe sich machen, aber er konnte sich nicht vorstellen, dass damit seine Müdigkeit vergehen sollte.

Da sprach der Zweitälteste im Käferimbenrat bereits weiter:

»Zweitens musst du deine Muskelmaschine wieder aufbauen, sie ist klein und schwach geworden, viel zu schwach für deine schwere Harzrinde. Damit du das schaffst, hilft dir unser Maschinen-Muskel-Trimm-Trainer, der bei der Steilrollstrecke lebt und dir sagt, wie du deine Muskel-Maschine wieder größer machst.«

Davon hatte Käferimbo aber nun wirklich noch nie gehört. Das könnte man ja einmal versuchen, aber wie lange sollte denn dieses Maschinen-Muskel-Trimm-Training dauern?

Als ob der Käferimbenrat Gedanken lesen könnte, fuhr der Drittälteste schon fort:

»Wenn du dies zwei Mondzyklen durchgestanden hast – und es wird sicherlich nicht leicht sein –, dann kannst du mit der dritten Aufgabe beginnen. Bis dahin hat sich ja von außen betrachtet nichts verändert – aber deine Muskelmaschine ist bereits viel stärker geworden, so dass du mit deinen Freunden schon ohne Anstrengung zum Dorf und wieder zurück rollen kannst. Aber wenn etwas sehr schnell geschehen soll oder du dich durch einen dichten Wald bewegen sollst, dann merkst du, dass die Harzrinde dich doch etwas langsamer und weniger wendig macht. Wenn du also auch die Harzrinde verkleinern willst, dann musst du mit der dritten Aufgabe beginnen.«

Jetzt war Käferimbo tatsächlich neugierig geworden, wie diese Aufgabe aussehen sollte.

»Erinnere dich«, hörte er den Käferimbenrat sagen, »wie deine Muskelmaschine läuft, wenn du das Muskel-Maschinen-Trimm-Training gemacht hast. Sie ist heiß und pulst und läuft schneller, als wenn du dich ausruhst. Wenn die Muskelmaschine heiß ist, dann beginnt das Harz weich zu werden, und immer wieder löst sich ein kleiner Teil der Harzrinde auf und schmilzt.

Wenn du merkst, dass deine Muskelmaschine langsam wird – und das passiert immer wieder –, dann musst du ein paar schnelle Rollstöße machen oder dich 12mal im Kreise drehen oder dich nach Platanenblättern strecken. Das macht deine Muskelmaschine wieder aktiv, und wenn sie so richtig warm läuft – sie ist in der Zwischenzeit ja auch viel größer und wieder stärker geworden – dann verbraucht sie auch mehr Harz, und es bleibt kein Harz übrig für den Speicher. Und wenn die Muskelmaschine warm bleibt, wird auch die Harzrinde weicher, und du wirst schneller und wendiger.«

Das leuchtete dem kleinen Käferimbo durchaus ein, und er nahm sich fest vor, dem überschüssigen Harz in seinen Hohlräumen einmal so richtig einzuheizen. Schon bei dem Gedanken allein fühlte er sich ein ganz klein wenig munterer. Und hatten nicht alle Helden in den alten Geschichten irgendwelche Aufgaben zu erfüllen, um etwas Besonderes zu erreichen? Was kam wohl als nächstes?

»Wenn du auch diese dritte Aufgabe erfüllt hast«, sagte der Älteste der Käferimbenräte, »dann kannst du mit der vierten und vorletzten Aufgabe beginnen. Alle 4 Mondtage kommst du zum Rolltanzplatz unter den 8 Platanen. In der Mitte spielt der Platanenblättertrommler, und du und deine Freunde rolltanzen ganz langsam um den Platanenblättertrommler herum. Wenn der Mond zwei Platanenbreiten weiter gewandert ist und du ohne Unterbrechung rollgetanzt hast, dann beginnt aus der Harzrinde ein leichter Harzrindenrauch aufzusteigen.

Wenn du dies immer wieder machst, so einmal pro Mondwoche, dann kannst du in 3 bis 4 Mondzyklen zusehen, wie deine Harzrinde immer weniger wird.«

Käferimbo war jetzt fest entschlossen, dieses Platanenblättertrommelangebot auszuprobieren. Wer weiß, vielleicht konnte man dann eine richtige Platanenblättertrommelrolltanzparty mit den anderen Käferimben organisieren.

Er stellte sich gerade vor, wie er seine Freunde in die Kunst des Rolltanzens einführte, als der Vorsitzende des Käferimbenrates aufstand und das Wort ergriff:

»Die fünfte und letzte Aufgabe ist zugleich die leichteste.

Wenn du lange eine Harzrinde getragen hast, dann ist deine Außenhaut spröde und verklebt geworden. Du wirkst griesgrämig und schlapp. Mit dem Schüttelshake kannst du deine Haut wieder aufpolieren, so dass du richtig glänzt und keine feuchten Blätter an dir kleben bleiben.

Für den Schüttelshake brauchst du auch keine eigene Trainingszeit. Aber mindestens zwei Käferimben müsst ihr sein, oder aber auch fünf oder zehn. Du kannst auch mit allen deinen Käferimbenfreunden gemeinsam schüttelshaken. Häufiges Schüttelshaken – andere Lebewesen, die dabei so laut husten, nennen es lachen – macht dich rundum glänzend, und bald strahlst du wieder wie ein echter Leucht-Käferimbo.«

Das stellte sich Käferimbo am schönsten vor – wieder voller Energie und fröhlicher Laune mit Freunden zusammen zu sein und etwas gemeinsam zu unternehmen.

Das Alleinsein auf seiner Lichtung hatte ihm sowieso nicht besonders gefallen. Und jetzt wusste er, was er machen sollte.

Vater Wirbelix war mit seiner Geschichte am Ende.

»Und?« fragten die Zwillinge, »hat es geholfen?«

»Immer wieder hilft es«, sagte Vater Wirbelix, »aber wenn ihr euch umseht auf unseren Highroads, dann begegnet ihr zwar meistens den vielen Slimspeedies, aber immer wieder tauchen auch Jumboslowies auf – und einige wären froh, wenn sie die Geschichte vom Käferimbo einmal gehört hätten.«

Sprachs und ging seiner Wege.

Wirbelumba und Wirbeljumbo dachten nach.

»Einiges ist vielleicht gar nicht so schwer. Wenn wir mit der fünften Aufgabe beginnen – immer wieder lachen, das können wir zu zweit und auch mit unserer Bastelgruppe . . .«, überlegte Wirbelumba.

»Und den Muskelmotor höher laufen lassen, vielleicht ist das auch nicht so schwer? Wir könnten es ja einmal probieren!«, schlug Wirbeljumbo vorsichtig vor.

»Kritisch wird es mit dem Trimmtraining. Den Muskelmotor um 50 KS verstärken – das ist sicherlich am anstrengendsten«, meinte Wirbelumba. »Ob wir uns das antun sollen? Schwachsein hat auch seine Vorteile. Man wird nie um Hilfe gebeten.«

»Was war eigentlich die erste Aufgabe?«, fragte Wirbeljumbo, »vielleicht ist die leichter?«

»Das war FaHa – ein Raummaß Harz für eine Fahrt von Dorf zu Dorf.« Wirbelumba war ganz stolz, dass sie sich das so präzise gemerkt hatte.

»Das ist so ähnlich wie die Energiewaage, von der uns die Wirbelixlehrerin erzählt hat«, fällt es Wirbeljumbo ein. »Ein halbes Kilo Wirbelixnektar, und ich kann eine halbe Stunde Wirbelixturnen – dann ist die Energie wieder weg.«

»Was meinst du«, fragte Wirbelumba nach einer Weile, »wie lange können eigentlich 800 Lärchenlängen sein?«

Nach einigem Überlegen einigten sie sich auf junge Lärchen – die sind nicht so unverschämt groß. Waren es nun 2 oder 3 Kilometer an einem Tag als Ausgleich für das Essen? Und wieviel macht das Standgas aus?

Langsam formte sich ein Plan. Zuerst wollten sie klären, wie sie die Energiekilometer schaffen könnten. In die Schule gehen, in der Pause auf- und abgehen, Rad fahren, Wirbelixstiegen steigen, Turnen in der Schule, den Wirbelixdackel ausführen und natürlich: Spiele spielen – dabei könnte man auch viel lachen.

Die zweite Aufgabe ist sicherlich am schwierigsten: das Trimmtraining – die Muskelmaschine auftrainieren. Das geht nicht ohne Hilfe. Warum nicht doch mit Wirbelix sprechen? Er ist schließlich einer der weltbesten Trainer. Okay. Gebombt.

Die dritte Aufgabe scheint leicht zu sein. Wenn man mit Wirbelix das Trimmtraining macht, dann ist ja von vornherein der Muskelmotor angekurbelt. Man muss nur immer wieder aufs Gas steigen – eine Treppe hochlaufen, 10 Hampelmänner springen, ein paar Frosch-ups drücken. Das ist nicht schlimm.

Wie war das denn mit den neun kleinen Österreichern, die wir in der letzten Turnstunde kennengelernt haben? Könnten wir nicht mit ihnen mitturnen? Die lustigen Wirbelixübungen könnten wir ja zwischendurch immer wieder einmal machen: Frosch-ups, den Seilzug aus Tirol, den Hampeltanz mit der Salzburgerin und dann wieder im Haus auf- und ablaufen, einmal Schnur springen, den Ball gegen die Wand ... na ja der Hausmeister ... na dann eben Basketball in den Korb. Das müsste gehen.

Und dann die vierte Aufgabe, die macht sicher Spaß. Wir suchen uns eine tolle Musik. 10 bis 15 Hits und dazu ein cooler Swing. Genau nach unserem Geschmack.

Jetzt wurde Wirbeljumbo hellhörig. »Okay – und unseren Trainingskalender machen wir im Win99-Cyberspace!«

»Das ist sicher eine tolle Idee, aber wenn wir dieses Programm im Cyberspace installieren wollen, sollten wir uns vielleicht zuerst überlegen, was wir darstellen wollen«, gab Wirbelumba zu bedenken.

»Was wäre denn ein gutes Ziel für viel Bewegung?« strengte sich Wirbeljumbo an. Das fiel Wirbelumba sofort ein: »Eine riesige Torte – mit viel Schlag...«

Wirbeljumbo war empört: »Mir scheint, ich sollte mir einen anderen Partner suchen, dir geht das Essen doch nicht aus dem Kopf.«

»Stimmt nicht«, konterte Wirbelumba, »natürlich schaffe ich das! Ich weiß auch, was für ein Ziel wir uns vornehmen: einen ganz, ganz hohen Berg – und ich werde versuchen, vor dir oben zu sein!«

»Na gut«, meinte Wirbeljumbo großmütig, »aber wenn du vor mir oben sein willst, dann wird es wohl ein Zauberberg sein müssen. Vielleicht macht er sich für dich nämlich auch ein bisschen kleiner.«

Jetzt konnte sich Wirbelumba auf ihre Bergerfahrung berufen. »Ich war heuer mit den Alpinwirbelixen, wie du weißt, auf dem hohen Dachstein – und der ist über 3000 m hoch. Du hast keine Ahnung, wie hoch das ist.«

»Ich weiß, dass du oben warst«, sagte Wirbeljumbo und lachte, »aber du hast auch die Gondel benützt.«

Diesmal gab Wirbelumba auf. »Zugegeben, zuerst werde ich noch einmal ordentlich trainieren, und dann brauche ich keine Gondel mehr.«

»Ich brauche beim Training jedenfalls eine weiche Matte, am Boden ist es mir zu hart«, sagte Wirbeljumbo.

»Na ja«, meinte Wirbelumba, diesmal wieder obenauf, »weil du ja überhaupt nicht gepolstert bist.«

»Außerdem soll meine Trainingsmatte nicht nur weich, sondern auch schön bunt sein, so richtig freundlich.«

»Da wären wir wieder bei unserem Ziel«, bemerkte Wirbelumba, »warum weben wir uns nicht einen Zauberteppich?«

Wirbelumba und Wirbeljumbo überlegten noch eine Weile hin und her, aber dann waren sie einer Meinung: Das Ziel sollte ein bunter Zauberteppich sein.

Dann aber stockte ihre Phantasie etwas, und sie wussten nicht, wie sie alle Bewegungsübungen auf dem Zauberteppich unterbringen sollten. Also gingen sie am Abend zu Wirbelix, dem Trimm-Trainer der Wirbelixen und der neun kleinen Österreicher, setzten sich mit ihm zusammen und beratschlagten, wie ihr Zauberteppich aussehen könnte.

Als der Mond über den Birken aufstieg, schliefen sie einer nach dem anderen ein, nur Wirbelix blieb wach und zeichnete den bunten Zauberteppich.

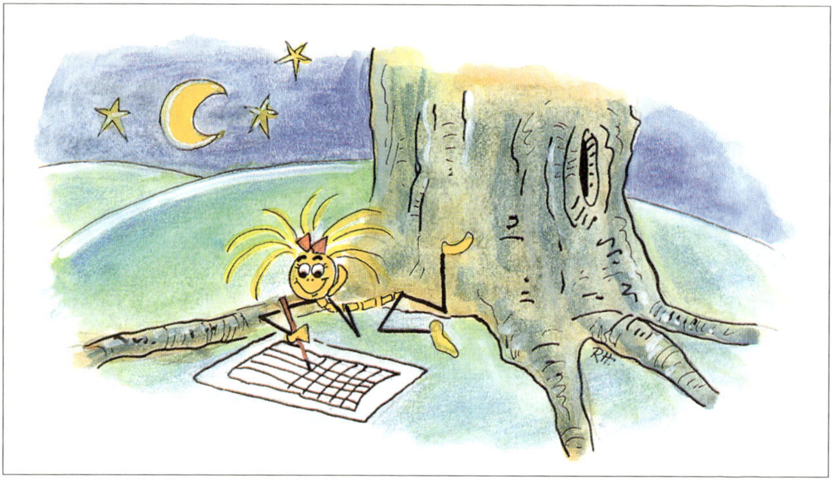

Als Wirbelix mit seinem Entwurf des Zauberteppichs fertig war und der Mond schon die Venus eingeholt hatte, weckte er die beiden ehrgeizigen Zauberbergkletterer auf und zeigte ihnen seinen Zauberteppichplan.

Wirbelumba und Wirbeljumbo waren ganz begeistert von ihrer Idee, die Wirbelix so schön ausgearbeitet hatte.

»Toller Teppich«, sagte Wirbelumba, »ich habe gleich gewusst, dass ich eine gute Idee hatte.« »Und es ist wahnsinnig toll«, ergänzte Wirbeljumbo, »was man im Schlafe alles leisten kann.«

»Die besten Ideen« schmunzelte Wirbelix, »kommen einem doch immer im Schlaf. Wichtig ist nur, dass einer aufbleibt und diese Ideen aufschreibt.«

Der Zauberteppich in »Schlank ohne Diät«

Hast du die Geschichte von Wirbelix, Wirbelumba, Wirbeljumbo und Käferimbo gelesen? Dann kannst du dir sicherlich schon ausmalen, wie unsere Geschichte ablaufen wird. Wirbelix hat zwei Mondjahre mit Wirbelumba und Wirbeljumbo geturnt, trainiert, Sport getrieben, gelacht, getanzt und viel Spaß gehabt. Jetzt ist er wieder zu uns gekommen und hat sein Trainingsprogramm mitgebracht. Auch die Zeichnung für den Zauberteppich hat er dabei.

Wie sieht nun sein Trainingsprogramm aus?

Zuerst stellt er sein kurzes Übungsprogramm für die kleinen Österreicher vor – neun sind es, für jedes Bundesland einer (siehe Seite 137–140).

Und dann noch ein längeres Turnprogramm mit Musik – das Wirbelixturnen. Ein besonderes Training zu seiner Ehre, sozusagen. Auch die anderen Arbeitspunkte, die der Käferimbenrat vorgeschlagen hat, möchte Wirbelix euch zum Training anbieten.

Insgesamt sind es neun Dinge, die ihr kontrollieren sollt, und für die ihr Felder im Zauberteppich ausmalen dürft. Jede Woche hat einen eigenen Zauberteppich im Wochenpass. Zauberteppich und Wochenkarte sind immer eine Doppelseite. Zuerst wird das Datum eingetragen. Für jede der folgenden Übungsprogramme könnt ihr 1 Feld (manchmal auch 2 oder 3) bunt anmalen. Jeder Wochentag hat 9 Felder untereinander.

Felder, die ihr nicht geturnt habt, bleiben weiß.

Je bunter ihr den Wochen-Zauberteppich anmalen konntet, desto mehr wird eure »Harzrinde« dahinschmelzen, desto fitter und schlanker werdet ihr sein!

1. WOCHE vom __________ bis ___________

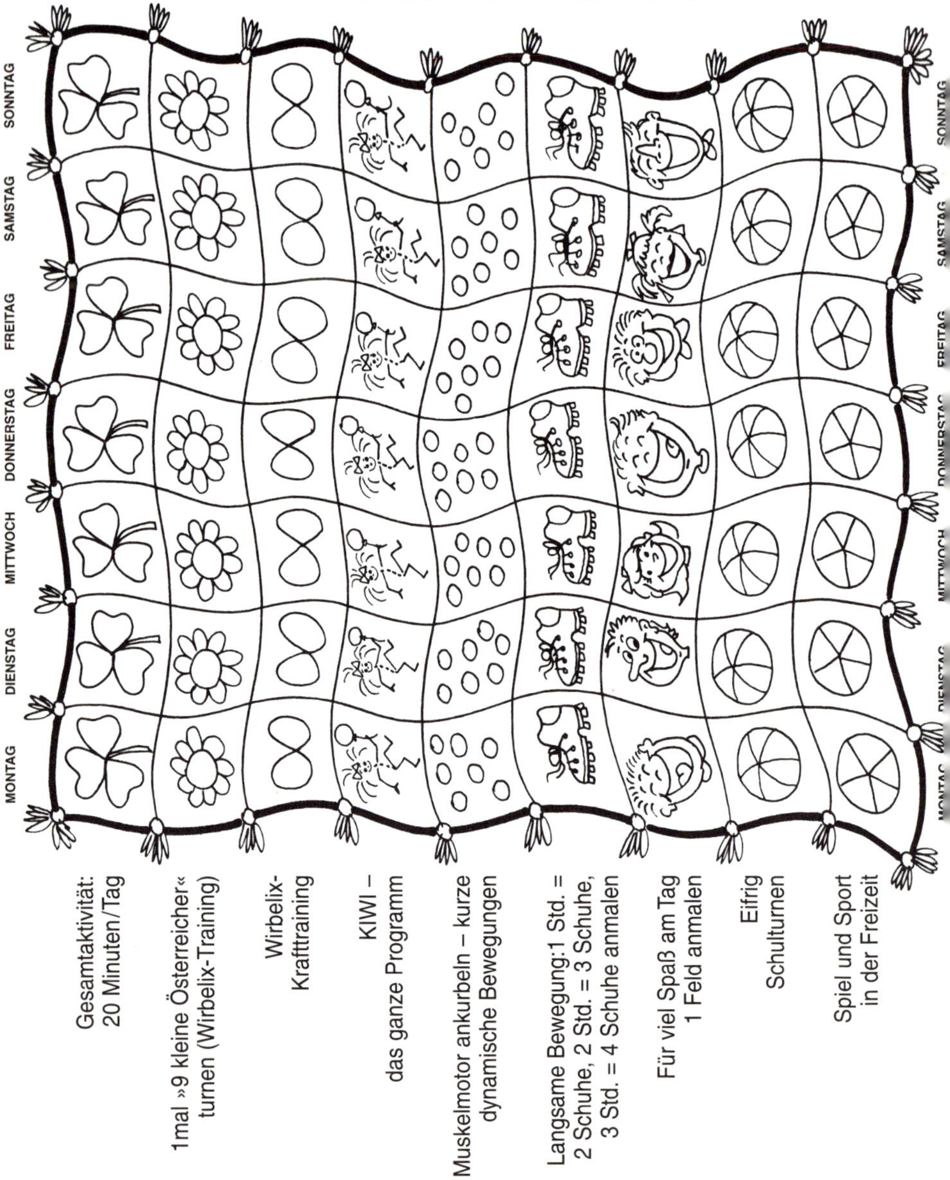

ZAUBERTEPPICH

Fassen wir diese neun Dinge noch einmal zusammen:

1. Die Energiekilometer – darunter verstehen wir die Gesamtaktivität an einem Tag.

Könnt ihr ungefähr 1 Kilometer pro Tag mehr Bewegung machen als sonst, dann dürft ihr das Kleeblatt im Zauberteppich (Wochenpass) grün anmalen. Wenn ihr es als Bewegungszeit sehen wollt, dann sind es ungefähr 20 Minuten mehr Bewegung pro Tag, als ihr sonst macht: z. B. in der Früh eine Straßenbahnhaltestelle weitergehen (5 Minuten), in zwei Pausen sich nicht hinsetzen, sondern auf und ab spazieren (7 Minuten), am Nachmittag einkaufen gehen (8 Minuten), und schon könnt ihr das Kleeblatt anmalen.

Wenn ihr kein zweites Kleeblatt (noch einmal 20 Minuten) an einem Tag schafft, aber zusätzlich noch einmal 6 Minuten (einmal um den Häuserblock spazieren), dann könnt ihr diese Gutzeit in den nächsten Tag mitnehmen und dann am nächsten Tag das Kleeblatt schneller anmalen. Also: 1 Zusatzkilometer (Gehen, Laufen) oder 20 Minuten mehr Bewegung (Gehen, Laufen, Rad fahren, Rollerskaten usw.) sind 1 Kleeblatt.

Doppelt soviel sind 2 Kleeblätter.
Dreimal soviel sind 3 Kleeblätter.

Jede Woche hat eine eigene Zauberteppich-Seite. Wichtig ist die Woche, nicht der Tag. Warst du an einem Tag besonders sportlich, darfst du je nach Sportzeit schon Felder des nächsten Tages anmalen. Warst du z. B. am Montag faul, bist aber am Dienstag 40 Minuten oder 2 Kilometer gegangen, dann kannst du das Montags- und das Dienstagskleeblatt grün anmalen.

2. Wirbelixtraining – für Kraft, Kondition, Beweglichkeit und Koordination (»Trimmtraining«).

Damit ihr es diesmal ganz einfach habt, braucht ihr zuerst nur die neun kleinen Österreicher (siehe Seite 137) einmal durchturnen, das ist noch nicht so anstrengend und dauert 8 Minuten. Am Teppich ist dafür für jeden Tag eine Blüte mit 9 kleinen Blütenblättern gezeichnet. Wenn ihr die neun kleinen Österreicher geturnt habt, könnt ihr eine Blüte bunt anmalen.

3. Wirbelix-Krafttraining

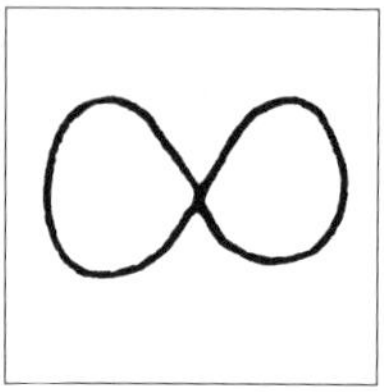

Die nächste Steigerung ist für die Kraftarbeit: dazu turnt ihr die Kraftübungen aus den neun kleinen Österreichern – jede Übung so oft ihr könnt und die ganze Serie gleich zweimal. Die Reihenfolge, falls ihr sie noch nicht kennt: Hampelmann, Seilzug, Frosch-up, Albatros, Gipfeltreffen-Tip-Top-Flop, X-Large und noch einmal den Hampelmann. Am Zauberteppich ist dafür eine Achterschlinge, weil ihr die Übungen zweimal machen sollt.

Damit ihr an der Farbe seht, dass dafür viel Kraft notwendig ist, malt ihr die Achterschlinge in einem kräftigen Rot an.

4. KIWI – Wirbelixturnen

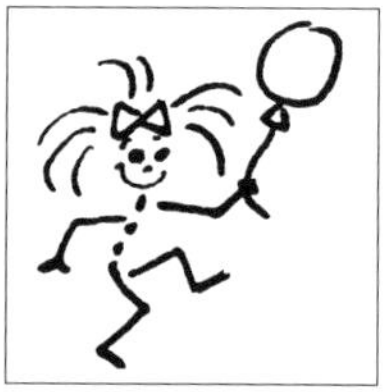

Aus den neun kleinen Österreichern kennt ihr nun schon einige Übungen. Wirbelix hat mit den Kiwi-Übungen einen richtigen Schwung erzeugt – und der soll auch euch erfassen: Vielleicht schenken euch eure Eltern die KIWI-Videokassette (Buchhandel oder im Kneipp-Verlag Leoben). Im Zauberteppich ist der Wirbelix mit dem Luftballon gezeichnet.

Wenn ihr das KIWI – Kinderwirbelixturnen durchgeturnt oder intensiv 25 Minuten trainiert habt, könnt ihr das Bild gelb-orange anmalen. Das Wirbelix-Bild darfst du auch dann anmalen, wenn du 1/2 Stunde intensiv Tennis, Fußball, Volleyball, Basketball oder dein Lieblings-Sportspiel trainiert hast oder eine Extra-Gymnastikstunde (z. B. beim Kinderturnen) hattest.

5. Ankurbeln des Muskelmotors
(Stoffwechselanregung)

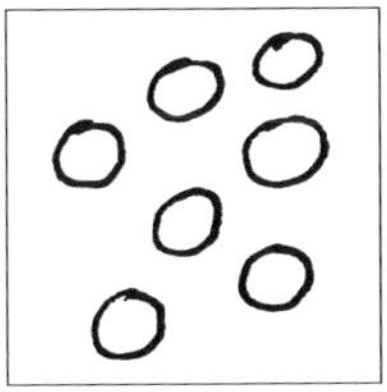

Dazu gehören die kurzen, aber dynamischen Belastungen, bei denen man schnell außer Atem kommt. Zum Beispiel: 20 Hampelmannsprünge oder 2 Treppen hoch laufen oder 30 m (oder etwas mehr) ganz schnell laufen, oder 33mal Schattenboxen (und dabei musst du sehr schnell sein, denn dein Schatten ist fast so schnell wie du).

Im Zauberteppich malt ihr das Feld wieder gelb an – wie das Wirbelixfeld – und setzt knallrote Punkte hinein, für jeden Ankurbler einen Punkt.

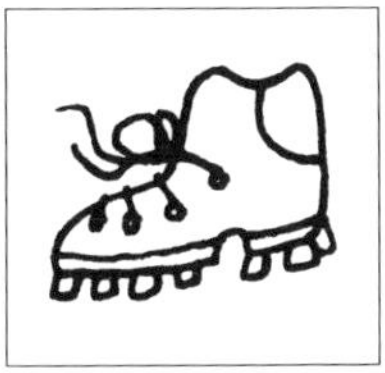

6. Käferumba
»auf dass ihr euch in Rauch auflöst«

Den direkten Kampf gegen unseren Speicher – ein- oder zweimal pro Woche – nicht vergessen: ganz langsame Bewegungen, niedriger Puls, keine große Anstrengung, dafür aber länger, mindestens 1 Stunde. Die Beispiele wären Wandern, Radwandern, Joggen, Rad fahren, Spazierengehen.

Im Zauberteppich gibt es dafür einen Schuh (für das Wandern). Wenn ihr also 1 Stunde erreicht habt, dann könnt ihr 2 Schuhe anmalen, bei 2 Stunden eben drei Schuhe.

Wenn ihr also am Montag 2 Stunden gewandert seid, dann könnt ihr den Montag-Schuh, den Dienstag-Schuh und den Mittwoch-Schuh anmalen. Wenn du am Samstag noch einmal eine ganze Stunde Rad fährst, dann darfst du noch einmal 2 Schuhe anmalen: den Samstag-Schuh und den Freitag-Schuh. Der Donnerstag-Schuh und der Sonntag-Schuh bleiben weiß, außer ihr geht Sonntag noch einmal 1 Stunde ordentlich spazieren – dann wären alle Schuhe dieser Woche bunt – und du wärst wirklich super!

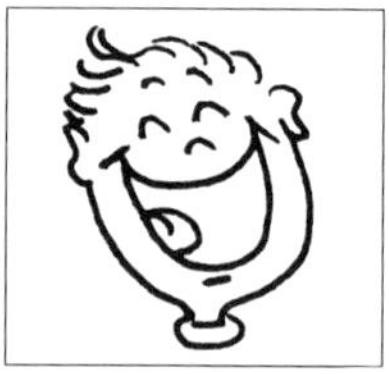

7. Spaß und Freude an der Bewegung

Hier könnt ihr für alles, was euch Spaß und Freude macht, ein Feld im Zauberteppich anmalen. Lachen, spielen mit Freunden, auch mit den Eltern dürft ihr Spaß haben! Auf eurem Zauberteppich ist für jeden Tag ein anderes lustiges Gesicht. Wenn ihr Spaß gehabt habt, dann malt ihr das Gesicht ganz lustig an – gelb oder orange oder wie ihr wollt.

8. Turnen in der Schule

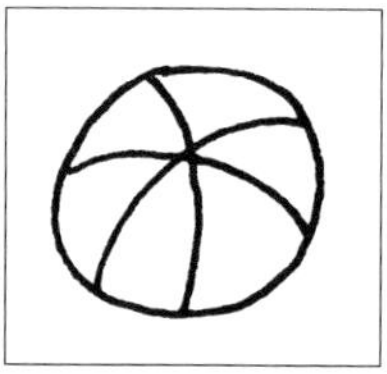

Wenn ihr in der Schule in der Turnstunde eifrig mitgemacht habt, ein Feld anmalen. Am Teppich ist an jedem Tag ein Ball eingezeichnet. Wir wissen, dass ihr nicht jeden Tag Turnen habt, obwohl das sicher lustig wäre. Aber wir wissen auch nicht, an welchem Tag ihr Turnen habt, und deshalb ist für jeden Tag ein Ball gezeichnet. Wenn ihr nun in der Turnstunde sehr eifrig mitgeturnt habt, dann dürft ihr den Ball bunt anmalen. Wenn ihr nicht eifrig mitgeturnt habt oder wenn es nicht so lustig war, dann malt ihr den Ball grau an und überlegt euch, wie es das nächste Mal lustiger sein könnte.

9. Sport und Spiel

Wenn ihr an einem Spiel teilnehmt: Tennis, Tischtennis, Fußball, Basketball, Völkerball, oder eine andere Sportart trainiert, wie Rollerskaten oder Schi fahren, oder ihr habt eine Ballettstunde oder eine zusätzliche Gymnastikstunde: Am Teppich ist wieder ein Ball gezeichnet, aber anders als für die Turnstunde. Diesen Ball könnt ihr mit mehreren Farben anmalen.
In jeder Woche malt ihr also einen neuen lustigen Zauberteppich. Und ihr seht auch gleich, wieviel ihr geturnt habt. Am Ende von »Schlank ohne Diät« für Kinder klebt ihr alle Teppiche auf ein großes Zeichenblatt – jeder hat nun seinen eigenen Wirbelix-Zauberteppich gewebt.

Die neun kleinen Österreicher

Neun kleine Österreicher ziehen um die Welt,
für sie hat Trainer Wirbelix ein Turnprogramm erstellt.
Beim KIWI-Kinderturnprogramm da machen alle mit.
Neun Übungen am Tag, die halten uns gesund und fit!

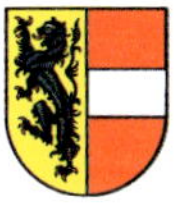

*Beim **HAMPELTANZ** aus Salzburg,*
nimmt das Training seinen Lauf:
mit »Alles in Bewegung«
wärmen wir uns erstmal auf.

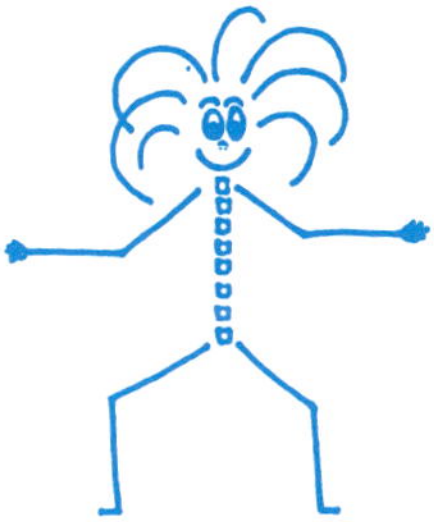

Wir springen 20mal den Hampelmann.

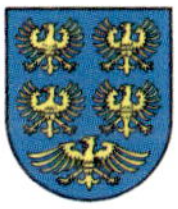

*Der **SUMURAI** kommt eins, zwei, drei*
aus Niederösterreich.
Er dehnt uns sanft und streckt uns leicht,
macht harte Muskeln
weich.

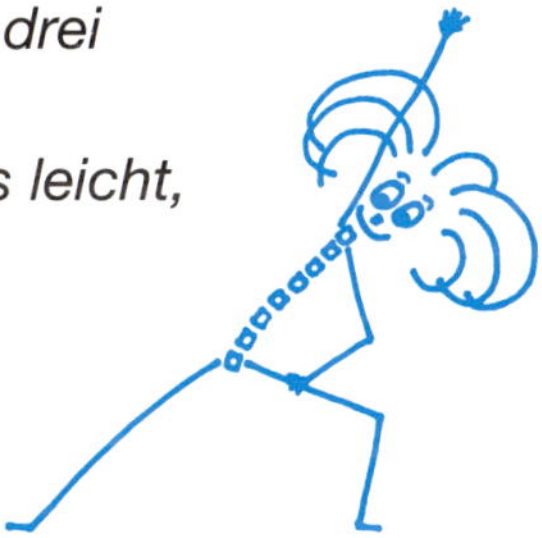

Wir gehen etwas in die Knie und bleiben mit leicht gegrätschten Beinen in der Sumurai-Position stehen.

Schwert: Jetzt verlagern wir unser Gewicht wieder auf eine Seite, beugen dort das Knie, stützen uns mit dem Ellbogen auf und strecken den anderen Arm seitlich hoch.

Dann ziehen wir den Arm in die Höhe – aber knicken nicht in der Hüfte ein!

Wir ziehen uns sanft seitlich hoch und wechseln dann auf die andere Seite und machen dieselbe Dehnübung auch hier.

Zum Schluss stehen wir wieder in der Sumurai-Position.

Das Schwert turnen wir 2mal nach beiden Seiten.

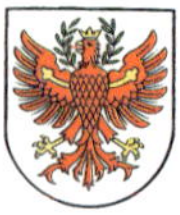

*Der **SEILZUG** aus Tirol*
ist eine Übung für den Bauch:
er kräftigt dort die Muskeln
und die Wirbelsäule auch.

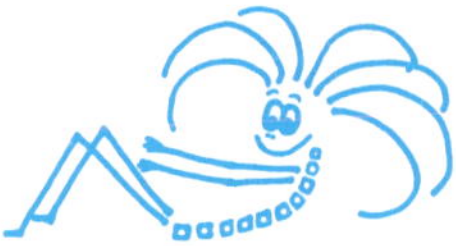

Wir setzen uns auf eine Turnmatte, Knie angewinkelt und stellen uns ein Seil vor. Wir ziehen uns am Seil hoch – und drücken uns dann wieder weg. Zuerst ziehen wir uns gerade hoch – das Seil läuft zwischen unseren Knien – und dann ziehen wir uns seitlich hoch – das Seil läuft einmal rechts und dann wieder links an unserem Körper vorbei. Zum Schluss ziehen wir wieder gerade.

Den Seilzug machen wir 16mal – oder sooft es geht.

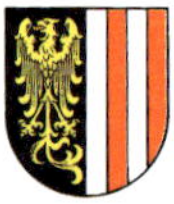

Aus Oberösterreich holt sich
*der **FROSCH-UP** seine Kraft,*
bis endlich er das Unterwasser-
Trockentraining schafft.

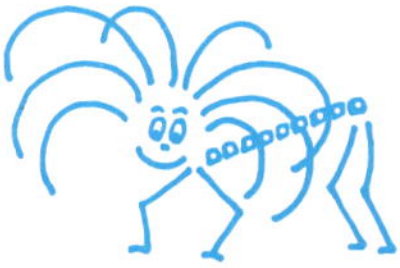

Die Arme sind aufgestellt, die Beine nicht ganz durchgestreckt, und die Fersen sind ein bisschen vom Boden abgehoben. Wir drehen die Fingerspitzen nach innen und drücken uns in den Frosch-up hoch (Ellbogen nicht ganz durchstrecken beim Hochdrücken!). Wir beugen dann wieder Ellbogen und Knie und gehen in die Frosch-Hocke. Und hoch – und tief – up and down – zuerst langsam und dann im doppelten Tempo!

12mal wird der Frosch-up geturnt – oder sooft wir es schaffen.

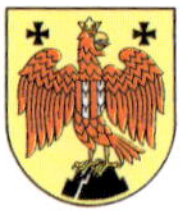

Als nächstes wird im Burgenland
*der **ALBATROS** trainiert.*
Er schwingt sich hoch und fliegt,
bis er die Rückenmuskeln spürt.

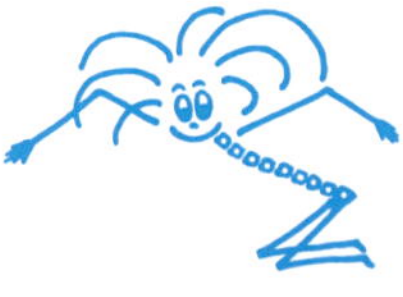

Dazu gehen wir in den Kniestand, nehmen den Oberkörper etwas vor, spannen die Flügel weit und fliegen mit ruhigen

Flügelschlägen hoch über die Felder und wieder hinunter, machen einen leichten Bogen nach rechts und dann nach links, werden schneller und ziehen eine große Schleife über das Fußballfeld. Wir fliegen wieder zurück, am Kirchturm vorbei und lassen unsere Schwingen kräftig arbeiten.

16mal den Albatros – das schaffen wir leicht!

*Aus Kärnten kommt das **GIPFELTREFFEN**:*
***TIP** und **TOP** und **FLOP**.*
Wer eifrig turnt, spürt bald darauf
den Bauchmuskelgalopp.

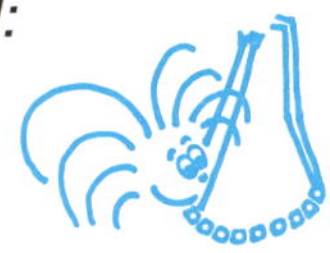

Wir legen uns für das Tip-Top-Flop auf den Rücken, ziehen beide Beine an und strecken dann Arme und Beine nach oben, bis sich Finger und Zehen zu einem Gipfel treffen.

Dann lassen wir uns wieder in die Ausgangsposition »herunterfallen«.

Unsere Finger und Zehen treffen sich 12mal – das schaffen wir bald!

Wenn wir uns dann
zu voller Länge
auseinanderziehn,
*dann sind wir mit **X-LARGE***
auch gleich im Praterstern von Wien.

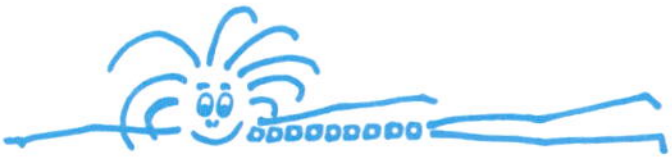

Für das X-Large legen wir uns auf den Bauch.

Wir spannen unsere Gesäßmuskeln an und strecken einen Arm und das gegenüberliegende Bein aus und ziehen uns lang auseinander.

Wir heben dabei das Bein nur ganz wenig ab und atmen ruhig weiter, auch wenn das Ziehen sehr anstrengend ist.

X-Large turnen wir auf jeder Seite 6mal.

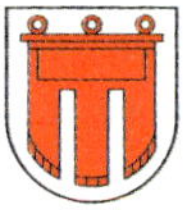

*Im **BOOTSMOBIL** sich wiegen*
wie ein Segelschiff im Wind,
das lernt man in Vorarlberg
am Bodensee geschwind.

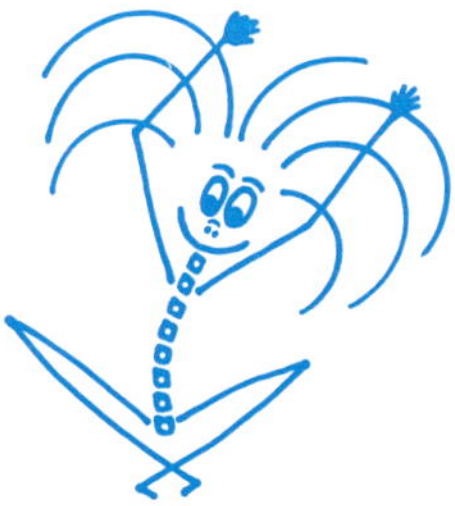

Segel: Wir sitzen im Schneidersitz und nehmen beide Arme hoch. Wir lassen unsere Arme wie zwei Segel im Wind hin- und herwiegen.

Diese Übung turnen wir 6mal nach beiden Seiten.

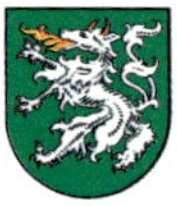

*Der **STANDPUNKT** aus der Steiermark*
hält uns im rechten Lot:
im Gleichgewicht und aufrecht
hat das Rückgrat keine Not.

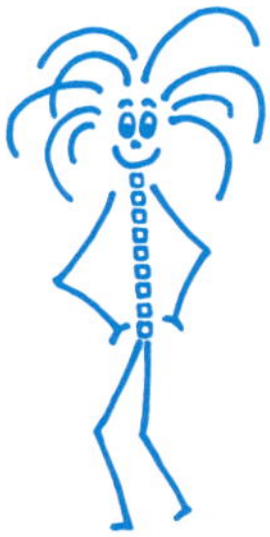

Fußnoten:

Wir stellen uns aufrecht hin und stützen unsere Hände in der Hüfte ab.

Das rechte Bein beginnt: Wir rollen von den Fersen zu den Zehen und bleiben dabei ganz weich in den Knien.

Wir drehen den Oberkörper ein wenig mit und lassen die »Fußnoten« so richtig rollen.

Von den Fersen zu den Zehen rollen wir einmal auf dem rechten, dann auf dem linken Fuß.

12mal werden mit jedem Fuß die Fußnoten geübt.

*Zum Schluss zeigt Trainer Wirbelix den **Österreicher-Schwung,***
denn Tanz, Musik und Fröhlichkeit hält alle Menschen jung!

Dabei drehen wir uns beschwingt um die eigene Achse 6mal rechtsherum – 6mal linksherum! Viel Spaß!

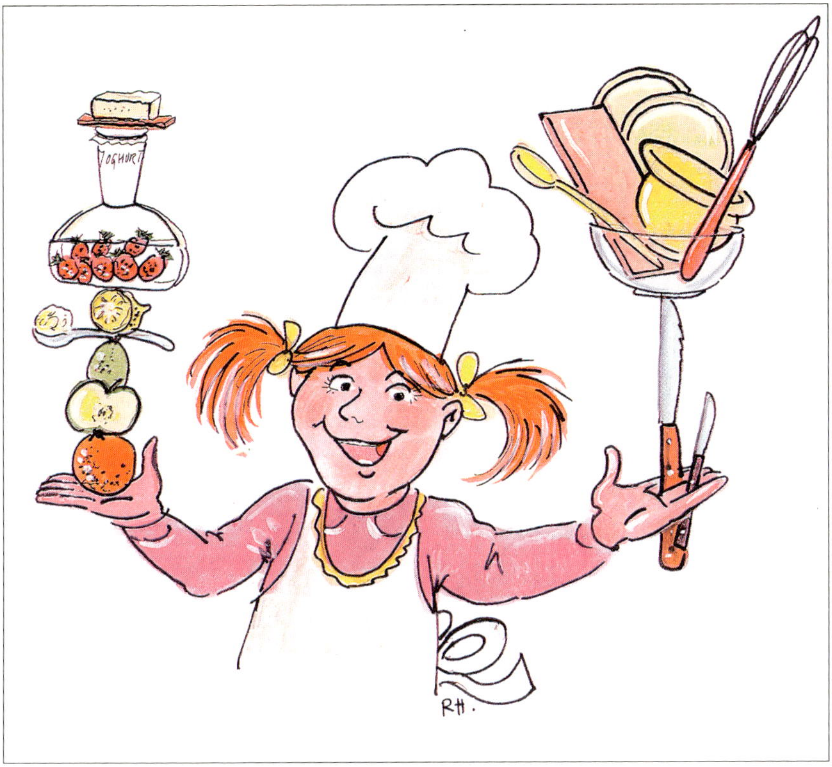

Ein vitaminreiches, energiearmes Rezept zum Nachkochen

Obstsalat mit Erdbeersauce

Du brauchst für 2 Portionen folgende Zutaten:

1 Orange
1/2 Apfel
1 Kiwi
1 EL Haferflocken
Zitronensaft

100 g sehr reife, süße Erdbeeren
4 EL Magerjoghurt
4 EL Hüttenkäse

Weiters brauchst du folgende Arbeitsbehelfe:

1 kleines Messer zum Schälen
1 Messer zum Schneiden
1 Schneidbrett · 1 Schüssel
1 Rührschüssel
1 Löffel · 1 Pürierstab · 2 Teller

So wird es gemacht:

- Schäle die Orange mit dem Schälmesser und schneide sie mit dem Schneidemesser auf dem Brett in kleine Stücke. Diese Stücke gibst du in eine Schüssel.
- Schäle die Kiwi mit dem Schälmesser und schneide sie genauso wie die Orange auf dem Brett in kleine Stücke. Auch diese Stücke gibst du in eine Schüssel.
- Schäle den Apfel. Schneide ihn in Viertel, entferne das Kerngehäuse und schneide ihn nun wiederum in kleine Stücke. Diese beträufelst du mit etwas Zitronensaft, damit sie nicht braun werden.
- Jetzt gibst du die Apfelstücke und die Haferflocken zu den Orangen- und Kiwistücken in die Schüssel, nimmst einen Löffel und vermischt alles.
- Für das Erdbeerpüree wäscht du die Erdbeeren, entfernst die Blätter, gibst sie in eine Rührschüssel und pürierst sie mit dem Passierstab (wenn du keinen Stab hast, zerdrückst du sie mit einer Gabel ganz fein).
- Jetzt mischt du das Joghurt und den Hüttenkäse unter das Erdbeerpüree.
- Mit dem Löffel verteilst du nun den Obstsalat auf die Teller. Lasse in der Mitte jeweils eine Mulde.
- In die Mulde gießt du nun das Joghurt-Hüttenkäse-Erdbeerpüree.

Viel Spaß und guten Appetit!

Anhang

Auflösung von Seite 98:

- Der Luftballon stellt den Menschen dar.
- Das Aufdrehen des Wasserhahns bedeutet im übertragenen Sinn die Nahrungsaufnahme – das Essen.
- Das Loch im Luftballon symbolisiert den Energieverlust, also das, was der Körper durch Arbeit, Bewegung oder Sport wieder verbraucht.
- Den Wasserhahn zurückzudrehen, deutet auf eine geringere Nahrungsaufnahme hin; es wird weniger gegessen.
- Das Loch im Luftballon zu vergrößern, bedeutet, mehr Energie zu verbrauchen, weil man nun mehr Sport betreibt.

KNEIPP VERLAG
Kunigundenweg 10, A-8700 LEOBEN
Tel. 03842/24094, Fax 03842/21718-32

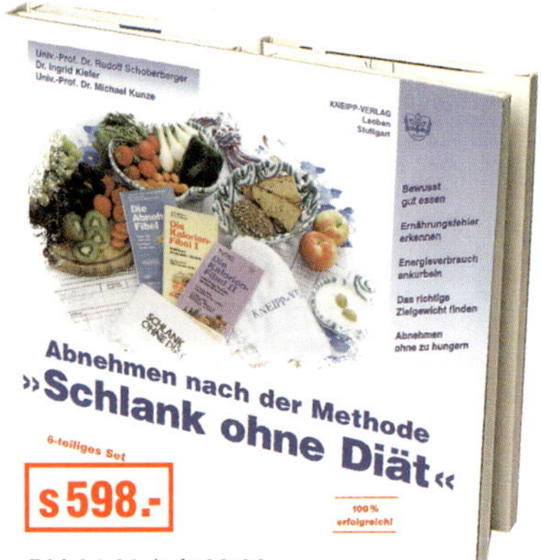

DM 84,90 / sfr 69.90

Schlank-ohne-Diät-Set

Das Abnehm-Set besteht aus der »Schlank ohne Diät«-Mappe, 90 Essens-Bewegungs-Karten, Klebeetiketten mit Verhaltensregeln, der Abnehm-Fibel und den Kalorien-Fibeln I und II sowie einer Karte für eine Bestandsaufnahme.
100 % erfolgreich!

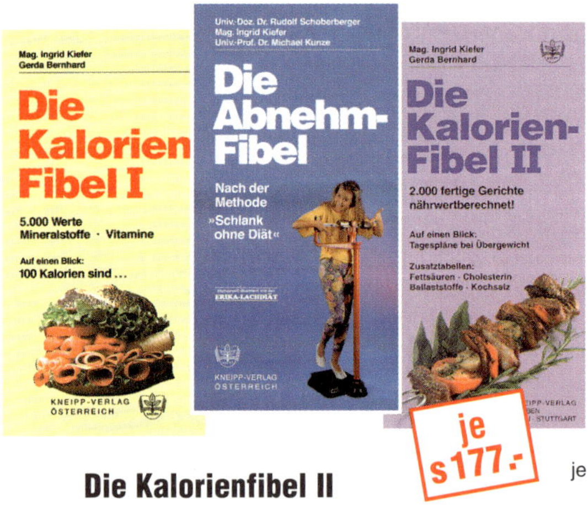

Die Kalorienfibel I

enthält Nährwertangaben von 5.000 Nahrungsmitteln, Sondertabellen für Allergiker, Blutdruckpatienten u. v. m.

je DM 24,90 / sfr 22,90

Die Kalorienfibel II

listet 2.000 nährwertberechnete Gerichte auf. Sondertabellen für Cholesterin, Eiweiß, Fette, Ballaststoffe etc. 184 Seiten.

Die Abnehmfibel

1.000fach erprobt ist die Methode »Schlank ohne Diät«, die Ernährungsfehler bewusst macht und den Abnehmwilligen ohne Hungergefühl sicher zum Ziel führt. 200 Seiten.